老化ストップ！まだ間に合う！

間違いだらけの危ない「生活習慣」

お茶の水健康長寿クリニック院長
医学博士
白澤 卓二

講談社ビーシー／講談社

まえがき

人類の夢、健康長寿。それは「長寿」という側面においては、決して夢ではなくなりつつあります。

事実、日本人の平均寿命は延び続けています。厚生労働省の発表したデータによると、日本人の平均寿命は男女どちらも八十歳を超えているのです。

しかし、長寿だけでなく「健康」という面にも目を向けたときはいかがでしょうか。長く歳を重ねるということは、加齢とともに現れるさまざまなリスクとも向き合っていかなければならないということでもあります。

たとえ長く生きることができたとしても、病気や体の不調を抱えたまま晩年を過ごすというケースは少なくありません。長生きをするのであれば元気で若々しく過ごしたい、というのが理想でしょう。

アンチエイジング医学に関する研究は、日々進歩しています。その中で、普段の生活で何気なく行っていたことが、老化を促進させ、病気のリスクを高める危険な行為だと判明しています。

本書はいつまでも元気に長生きするために必要な、最新の健康知識を集めています。

Part 1では「あなたの健康常識　大丈夫?」として、日常生活の中でついついやってしまいがちな、健康に対するマイナス行動を解説しています。

また、人間の体内で分泌される生理活性物質、ホルモンを活性化させ、活力を漲《みなぎ》らせる行動についても取り上げました。

Part 2は「今話題の健康常識」。前半では腸内細菌が健康長寿のために果たす役割を解説しています。腸内で細菌たちが織り成す小さな生態系、腸内フローラのバランスは人間の免疫力を大きく左右しています。

後半ではダイエットに関する誤解を解き、正しい知識をお教えします。なかなか体重が減らない、すぐにリバウンドしてしまうなど、ダイエットの悩みを解決するヒントが見つかるかもしれません。

さらに、一緒に食べるべきではない「地獄の食べ合わせ」と、一緒に食べるとプラスの効果がある「天国の食べ合わせ」についても紹介しています。

なお、本書で「危ない」と解説している行動の多くは「何が何でも、絶対に避けなければいけない」というものではありません。やむを得ず行ってしまうことや、避けられない場合もあるでしょう。しかし、その行動の何がよくないのか理解しておくことには意味があります。ある行動でリスクが高まるのであれば、ほかの行動に気をつけて、総合的なリスクを下げればよいのです。

長寿と健康の両立は、小さな生活習慣の改善が積み重なってこそ成り立ちます。そのための第一歩として、本書を役立てていただけるよう願います。

医学博士　**白澤 卓二**

もくじ

Part 1 あなたの健康常識 大丈夫?

そこが危ない！ 男と女 ホルモン編

もくじ

Part 2 今話題の健康常識

健康長寿のための腸内環境と生活習慣

もくじ

【天国の食べ合わせ編】

［企画・編集・制作］有限会社プロップ・アイ
［装丁・本文デザイン］小野寺勝弘

Part 1

あなたの健康常識　大丈夫？

そこが危ない！

日常生活編

日常生活編

そこが危ない！

目覚めに一杯の水

朝起き抜けの一杯の水は、便秘などの解消にもなり健康の秘訣！　などとよく言われているようですが、あまりあてにはなりません。注意が必要です。

体が冷えきっている朝に冷たい水を飲むと、内臓への刺激が強すぎてしまい、かえって内臓機能を低下させてしまう恐れがあるからです。もちろん、季節や地域差も考慮した上で、とくに高齢の人や胃腸が弱い人、心臓に問題のある人は避けたほうがいいでしょう。

そこで、一番おすすめしたいのは、四十～五十度くらいの温度の「白湯」（湯冷まし）です。体温の下がっている寝起きの内臓に刺激が少なく、そして全身の血流がアップし、年齢によって低下する基礎代謝を高められるでしょう。

また、白湯にはデトックス効果も見込めます。生活習慣病の原因になる体内の老廃物や脂肪を排出する手助けも白湯が行ってくれます。

朝はプチ断食が終わるタイミング？

ところで「朝食」のことを英語で「ブレックファースト（breakfast）」といいますが、みなさんは、その語源をご存知ですか？

ブレックファーストのブレイク（break）は、壊す、破るなどという意味があります。そしてファースト（fast）の意味は、すぐ思い浮かぶのは「速い」という形容詞ですが、名詞では「断食」という意味があるのです。断食を壊す、破る、やめるといったものが「ブレックファースト（breakfast）」の本来の意味だったのですね。宗教的には「断食日」のことを「ファースト　デイ（fast day）」と呼ぶこともあるようです。

ちなみに「ブランチ」はブレックファーストとランチを足した言葉（breakfast＋lunch=brunch）、朝食と昼食を一緒に取るといった具合ですね。

話がそれてしまいましたが、朝の一杯の水は、断食後、最初に口に入れるもの。私たちの生活の中で、夕食から朝食までの時間は、他の食間よりも長いのです。たとえば、夜の七時に食事をして、翌日、朝の七時に朝食を取るとしたら、その間の十二時間は何も口にしていません。これだけの時間、食事をしないということは、プチ断食をしているようなものです。

ご存知の人も多いでしょうが、断食の後の食事は、内臓に対して刺激の少ないものから摂取し、体を慣らしていくものです。

本来であれば私たちは毎朝、これと同じような体に優しい食事を心がけなければいけないというわけです。

目覚めたばかりの体に冷たい水をおすすめできないのは、そういった理由なのです。ですが、私たちが睡眠中に失う水分は約五百ミリリットルにもなります。そのため、朝の水分補給はとても大切なことなのです。ぜひ「目覚めの一杯の白湯」を実行してください。内臓を目覚めさせて自律神経を副交感神経から交感神経にシフトさせ、脳の活動を活発にしましょう。

ただし、注意したいのは、口の中の状態です。寝ている間に唾液の分泌が少なくなるなどの原因で口の中には雑菌が繁殖しています。白湯を飲む前には、必ずうがいをして細菌を体の中に入れないようにしてください。

起床時の口内環境については五七ページからも解説しています。

そこが危ない！

朝食を食べない！

みなさんの中には、ダイエットのため、睡眠時間を増やすためなどの理由で朝食を食べない、または簡単なもので済ませている人はいませんか？

前項でも触れましたが、朝食と昼食を合わせてブランチとするのは（何やらオシャレな感じもありますが）健康長寿のためには、やはりおすすめできません。

朝食を抜くことは、血糖値の急上昇、急降下を招き、肥満の原因になります。そのような生活習慣はすぐにやめるようにしてください。

朝は、前夜の夕食からの間、空腹状態が長く続いているため体が栄養を欲しています。そのような状態であるにも関わらず朝食を抜いてしまうと、胃腸は次の食事でなんとか体内に栄養を最大限に蓄えようと準備をします。

そして、昼食。脳や胃腸はまってましたとばかりに通常よりも糖質（ブドウ糖など）の吸収を早めます。すると血液中の血糖値が急上昇します。脂質の吸収も促進されるでしょう。結果として、体が脂肪を蓄えやすくなってしまうのです。

血糖値は急激に上昇すると、そのあと、急激に降下する性質があります。その時間は個人差はありますが、だいたい二〜四時間後。血糖値が下がると脳にある食欲中枢が空腹を訴え、糖分を摂取しろ！　と内臓に命令をくだすのです。

ほとんどの人は、その命令を忠実に守り、昼食と夕食の間に甘いものや炭水化物を食べてしまうことでしょう。すると、脂肪が蓄えられると同時に、血糖値が急上昇することに。そしてまた急激に血糖値が下がる状態になります。急上昇、急降下を繰り返す悪循環はこのように起こります。

血糖値が急激に上がると、血糖値を下げるためにインスリンが活躍するわけですが、これが習慣になってしまうと、脳が暴走を始め、過食を命じ続ける状態になり、肥満につながっていくというわけです。

不健康のスパイラルを避けるには

ただ朝食を抜いただけなのに？

そうです。それが習慣化されることで、肥満だけでなく、インスリンの分泌障害を起こし、糖尿病予備軍から発症への道を歩むリスクも高くなってしまうのです。

このような不健康のスパイラルを避けるためにも、朝食は抜かずにきちんと取る習慣を持ちましょう。

ちなみに、私は朝食にはパンより米飯をおすすめします。

血糖値の急上昇はパンより米飯のほうが抑えられます。糖質の吸収を遅らせる効果が米飯にはあるからです。

さらに、朝食には腸内環境を整える効果が見込める発酵食品、「納豆」を一緒に取ることをおすすめします。

朝食を食べないリスク

朝から昼にかけて、
血糖値の低い空腹状態が続く。

⬇

昼食を取った際、
インスリンが過剰に分泌される。

・血糖値が急激に上昇する。
・脂質の吸収が促され、
　脂肪を蓄えやすくなる。

⬇

インスリンの分泌障害が起こる。

⬇

糖尿病、肥満、動脈硬化など
さまざまな疾患のリスクが高まる。

そこが危ない！

朝の挨拶をしない

みなさんは、朝の挨拶をしていらっしゃいますか？
ともすれば、失礼に聞こえそうなこの質問ですが、「そんなこと、当たり前だ」とおっしゃる人ほど気をつけていただきたいと思います。

朝の「おはよう」という挨拶は、人の認知機能を活性化させる意味でとても大切です。たとえば、家族の間では習慣になっていて当然のことかもしれませんが、一歩外に出て知らない人にも同じような挨拶ができているでしょうか？

初めてあった人とコミュニケーションがうまくできるかどうか、それによって認知機能の衰えに差がでることは、現在の医学界でもさまざまな研究が行われ、多くの実証がされています。

もちろん、現代の社会的通念でいえば、知らない人に無闇矢鱈と挨拶をすることを疑問視する人は多いでしょう。でも、「あの人、いつも同じ時間に会うな、今度挨拶してみよう」「となりのご主人、これまでなんとなく挨拶をしそびれてきたけど……」など、日常の中で判断して、コミュニケーションできそうな相手でしたら、挨拶をどんどんするべきです。自分をオープンマインドにすることが、認知機能を活性する訓練だと思って実行してみてください。

私の知っている高齢者施設の方も、自ら進んで挨拶のできるご老人は認知症やアルツハイマーの発症がない、もしくは発症が遅い場合が多いとおっしゃっています。

挨拶なんて、ただの習慣。赤の他人にまで挨拶をする必然性を感じない、などとおっしゃらずに積極的に他人と関わり合う機会を設けてください。そして少しでも認知症、アルツハイマー病を防ぎましょう。

なお、挨拶をするときには無表情でいるよりも、満面の笑顔を作ってください。笑う門には福来たる、ということわざの通り、笑いには実際に健康効果が認められています。笑顔になると脳が活性化するという研究結果が出ていますし、副交感神経を働かせて、ストレスを発散させる効果も認められています。

また、笑顔を受けた人の脳も活性化すると言われています。朝の挨拶は、ご自身の認知症予防だけでなく、他人にも健康をお分けする行為なのです。

道すがら出会った人に対して笑顔で「おはよう」と挨拶をする。そのような光景が当たり前になれば、来る高齢化社会への不安は減らせるのではないでしょうか。

そこが危ない！

食後の歯磨き

日本人の、食後に歯磨きをする習慣は、世界を見渡しても少数派です。この行為、朝食に限らず、食後すぐに歯磨きをすることで虫歯を作り、体の免疫力までも下げてしまう「危ない！」行為です。即刻中止してください！

食後すぐの口内環境は、食べ物に含まれる酸や糖分をエサにしている口内細菌の働きで酸性になった状態です。このような環境下では、歯の硬いエナメル質が一時的に溶けやすくなり、柔らかく傷つきやすくなっています。

このときに歯磨きをすると、当然歯の表面を傷つけてしまう可能性が高いというわけです。傷ついた歯はそこから虫歯になりやすいことはいうまでもありません。もちろん食後三十〜四十分以上経てば、口内環境は酸性からアルカリ性に変わります。どうしても歯磨きをしたい人は、そのタイミングで行うほうがいいでしょう。

食後の歯磨きの弊害は、もうひとつあります。

それは、食後に活躍してくれる「唾液」も一緒にすすぎ流してしまうことです。ついその存在を軽視しがちの唾液ですが、口腔内の酸性を中和してアルカリ性に戻してくれる作用や、溶けたエナメル質を再石灰化する手助けも。他にも虫歯の発生を予防してくれるありがたい働きがあります。

アンチエイジングの観点からも歯は大切

最近、虫歯、歯周病に続く第三の歯トラブルとして注目されているものに「酸蝕歯」があります。歯のエナメル質がなんらかの原因で侵蝕されるトラブルです。

酸性の飲食物が増えたことが直接の原因だとされていますが、食後歯のエナメル質が柔らかくなった状態での歯磨きのしすぎが、歯の磨り減りを加速させているかもしれません。

いずれにせよ、食後すぐの歯磨きは避けたほうが無難です。

アンチエイジングの観点からでも、歯の健康は重要な条件です。

厚生労働省と日本歯科医師会が推進する「８０２０（ハチマルニイマル）運動」は、満八十歳で二十本以上の歯を残しましょうという運動です。最近では、次なるステップとして８０２０達成者が五十パーセントを超える社会「８０２０健康長寿社会」の実現を目指しています。

この8020運動達成者は、非達成者に比べ生活の質（QOL）を高く保ち、残っている歯の本数が多いほど寿命が長いという調査報告もあります。

そこが危ない！ 朝のジョギング

最近は、健康のため、早起きをして通勤通学の前にジョギングを行っている人が増えているようです。軽い負荷の運動を続けることは、心肺能力や筋力の維持など、アンチエイジングのためによい習慣ですが、早朝、食事前のジョギングは危険なことがいっぱいです。無理をすると生命に関わる重大な結果を招くことになります。すぐにやめたほうがいいでしょう。

その理由として、まず最初に挙げられるのが、空腹時の運動だということ。めまいや頭痛、だるさが起こる可能性があります。

朝食前のジョギングは、夕食から長時間栄養補給をしていない状況での運動です。ということは、体が糖質不足になっているということです。脂肪がエネルギーとして使われやすくなっている状態ではあるのですが、糖質不足での運動はめまいや頭痛などを引き起こす要因になります。一見、ダイエットなどの効果が出やすいと思われますが、危険な行為です。

次に、まだ体が目覚めていない状態（体温が低く、筋肉が固まっている状態）での運動だということです。

その行為は、心拍数が急に上がるために心臓に過剰な負担をかけることになります。血圧も起床とともに急上昇するため、脳梗塞や心筋梗塞にも注意が必要です。突然死の恐れも十分に考えられます。決してオーバーなことではないのです。

高い目標はストレスになりかねない

では、どのようにすればこれらのリスクを解消できるのでしょうか。

まずは、走る前に軽くエネルギー補給をして糖質不足を補ってください。バナナやリンゴなど、手軽なのでおすすめします。

また、運動量を見直してください。もちろん個人差はありますが、最初はじんわり汗ばむ程度の運動量を目指してみてはいかがでしょうか。ジョギングではなく、ウォーキングはどうでしょう。膝や腰にかかる負担も軽減できます。

健康のために行う運動は、最初から高い目標は立てないことも重要なことです。

「一日一万歩」などと目標を立てるのはいいことなのですが、その目標に縛られては、かえってそのことがストレスになり、免疫力を下げてしまう結果にもなりかねません。

ご自身の体力や生活環境などを考えて、けっして無理のない計画を立てて行うようにしてください。


そこが危ない！

コーヒーが大好き

日本人が初めてコーヒーを飲んだのはいつだったのでしょうか。

ある説では、江戸時代、長崎の出島でオランダ人からすすめられたのが最初といわれているそうですが、最初にコーヒーを飲んだ日本人はいったいどんなリアクションをしたのでしょうね。それから、三百五十年以上が経ち、現在の日本のコーヒーの消費量は、ＥＵ諸国、アメリカに次いで三位ともいわれています。香りのアロマ効果、カフェインの覚醒効果などが大きな魅力なのでしょう。

でも、そんな日本人の好きなコーヒーが、実は口臭の原因になっているのです。コーヒー好きの方は注意が必要です。

コーヒーには脱臭効果があるという話を耳にしたことがある方もいらっしゃるでしょう。しかしそれはコーヒーそのものではなく、「コーヒーを抽出した残りかす」に限ってのこと。残りかすの表面にある小さな穴が、異臭の元となる物質を捕らえるためです。

コーヒーが口臭を引き起こしてしまう原因の一つには、口腔内のpH値の低下があるようです。コーヒーの味の特徴である独特な酸味は口腔内のpH値を低下させてしまう働きがあり、またコーヒーの魅力的な苦味は唾液の分泌を抑制する働きがあります。

唾液には本来、口腔内のpH値を安定させ口臭などのトラブルを緩和する役割があります。コーヒーの苦味がもたらす働きで唾液の分泌が減ってしまうと、口腔内の環境が悪くなり、pH値が下がり口臭を引き起こしてしまうのです。

さらに、コーヒーを焙煎した細かい豆の微粒子が舌の表面に残ることにより、独特の臭気が発生します。おまけにバクテリアも増殖しやすい状態になり、こちらも口臭の原因につながるというわけです。

そのほかにも、コーヒーに入れるミルクも、たんぱく質が口腔内で分解されるとき、口臭の原因成分（揮発性有機化合物など）を発生させるのです。また、空腹時のコーヒーによって胃液の分泌が増えて口臭につながってしまうのです。

コーヒーの口臭対策は?

いくらコーヒーが口臭の原因になるからといっても、なかなかやめるまでは、行きませんね。私もそうです。

ではどうすればいいか。それは、コーヒーを飲むときには必ず水を用意しておくことです。コーヒーを飲んでいる最中や飲み終わったときに水を口に含み、舌などに残っているコーヒーの味や香りを取り除くように、軽くクチュクチュしてみてください。

それだけでもかなりの効果は見込めます。

だったら歯を磨けばいいと思うかもしれませんが、コーヒーを飲んだ後すぐに歯を磨くと本書二〇ページでも触れたように、唾液の分泌が少なくなり口臭が強くなる可能性があります。

もしも水だけでは心配であれば、キシリトール配合のガムで酸性になった口腔内の環境を整える方法もあります。ぜひ、お試しください。

ちなみに、ニンニクなどを食べた後は、今度は逆にコーヒーが口臭予防になってくれます。コーヒー豆に含まれた成分は、ニンニクの臭いの原因物質であるアリシンの消臭効果があるので焼肉やニンニク入り餃子などを食べた後には、こちらも、ぜひ試してみてください。

そこが危ない！

痩せ過ぎる

皆さんは実際、どのように思われますか？　やはり、痩せているほうが健康によいと思われているのではないでしょうか？

私の周りにもそのような考えを持った人は大勢います。そして、実際に痩せている人のほうが健康だったりもします。ただ、問題なのは、その痩せ方。逆にいうと太っている度合いです。

実は、肥満でなければ、痩せている人よりも、少し太っている（ぽっちゃり）くらいの人のほうが長生きするといった研究結果が出ています。

厚生労働省研究班の報告によりますと、四十歳時点での余命を分析したところ、太り気味の人が、そうでない人と比べて長生きをしたという結果が出ています。ただし、いわゆる肥満度の指標になっているＢＭＩ（ボディ・マス・インデックス／体重（キログラム）

÷〔身長（メートル）×身長（メートル）〕）値が三十以上の人の場合は、ぽっちゃりではなく肥満体重ですから逆に寿命は短くなります（表参照）。

そして、最も短命だったのは意外にも痩せた人でした。太り気味の人よりも六〜七年も短命だったという結果が出ています。

長生きをする順位は、下の表のように、一位が過体重（ぽっちゃり）、二位は普通体重、三位は肥満体重、そして四位が痩せ体重です。病気で痩せている人を除いても結果は変わらなかったそうです。

日本のBMIの基準はおかしい？

最近は、少し傾向が変わってきているようですが、数年前のファッションモデルのように必要以上に痩せていることが美しさの証拠だと思っている人がまだまだ多い

長生き順	BMI（体格指数）	厚生労働省研究班
1	BMI25以上30未満	**【過体重（ぽっちゃり）】** 男性41.64歳、女性48.05歳 （「痩せ」との差） **男性7.1歳、女性6.26歳**
2	BMI18.5以上25.0未満	**【標準体重】** 男性39.94歳、女性47.97歳
3	BMI30以上	**【肥満体重】** 男性39.41歳、女性46.02歳
4	BMI18.5未満	**【痩せ体重】** 男性34.54歳、女性41.79歳

2009年　厚生労働省調より作成

ように思えます。

そのような個人の主観によって、ダイエットなど必要のない人が、まるで強迫観念にかられてむりやり体重を落としている傾向があるように思えてなりません。

とくにダイエットに執心し過ぎてしまいがちな若い女性の場合、痩せ過ぎるとさまざまな悪影響が生じます。骨粗しょう症や摂食障害、女性ホルモンの分泌が減るなど、深刻な問題のリスクが増加してしまうのです。

確かに、ＢＭＩ値が三十以上ある人は心臓や腰や膝に負担がかかります。糖尿病や高血圧など生活習慣病を疾患する人がこれ以上増加しないためにも、適切な体重調整は必要でしょう。しかし、ＢＭＩ値二十五〜三十未満を維持できるのであれば、ダイエットは必要ありませんし、そちらのほうが長生きできるというデータがあるのです。

現在日本でのＢＭＩ適正数値は二十二となっていますが、世界の有力医学誌ランセットの記事によると、ＢＭＩ値二十二は早死にする可能性が高く、高齢になるほど、ＢＭＩ値は高めのほうがいいといった報告もあります。

やや太り気味でも高齢であれば、病気になって痩せてしまうときのための貯金だといった考えもあるからです。私もこれまでのアンチエイジング研究を通して、そのとおりだと確信しています。

そこが危ない！
休日の服には無頓着

あなたは普段自宅にいるとき、どのような格好（ファッション）をしていらっしゃいますか？

いくら外出の予定がないからとはいえ、一日中パジャマで過ごすのはさすがに憚《はばか》られますね。たまにはいいかもしれませんが（笑）、いわゆる普段着にどのような格好をするかが、脳の活性に影響し、あまり無頓着すぎると認知症の発症を誘発してしまう恐れがあります。

安価なものがいけないというわけではありません。あまりにもリラックス重視の服やディテールを考えない格好をしていると、気分までダラダラとしてしまい、脳の活性を阻害してしまうのです。

アンチエイジングの研究の中で、ご高齢の方を診察してわかったのですが、日頃からおしゃれをして身だしなみを整えている人。女性であれば、たとえ人と会う予定や外出の予定がなくても、毎日髪を整え、お化粧をしている人に認知症は少なく、そして発症する確率も少ないのです。

男性にしても毎日、パジャマから普段着に着替え、その服もジャージなどではなく、きちんとした身なりのものを着ている人は、やはり同様に認知症の発症が少ないといえます。

これらの身だしなみも、脳に適度な緊張感をあたえ、アドレナリンがいい刺激となり脳を活性化しているのでしょう。おしゃれは人の目を気にしながら、それを楽しむことで脳の認知機能を鍛え、認知症の予防になっているわけです。

認知症を発症しやすい人の特徴

ところで、認知症になりやすい人の特徴に

1　人と会いたがらない
2　外出が面倒くさい
3　毎日同じようなことを繰り返す（服なども同じ）

という事例があります。

この三つの事例は、まさにおしゃれを楽しむ人とは真逆なのです。

誰でも覚えがあると思うのですが、おしゃれをして出かけたときには、ドキドキ感、ウキウキ感など身も心も高揚してはいませんか？　そして、着ている服によってその日の行動にも影響します。

老後、いつまでも若々しさを保ち、健康長寿でいるためにはあなたが今着ている普段着のグレードアップをおすすめします。

少々値の張るものでも、ご自身の健康のための投資だと思い、実行してみてください。高いものを買ったという気持ちが、より脳への刺激を強くします。より多く活性化して若さを取り戻す要因になることでしょう。また、自ら進んで外出をしたくなったりもします。アンチエイジングの好循環になるわけです。

ちなみに、本書の七五ページでも詳しく触れますが、トキメキは若返りの元です。普段着に気を使い、パートナーがいる人はパートナーに、そうでない人は新たな人にトキメキを持つことで、さらなる若返りの効果が期待できますよ！

そこが危ない！

ショルダーバッグを持つ

ある企業が実施した調査では、二十歳から五十歳までの女性のおよそ六十五パーセントに肩こりや首の痛みが気になっている人がいるそうです。

さらに、二十歳から五十歳までの男女の大半が「肩こりや肩の痛み」が気になっているそうです。

肩こりや肩の痛みの原因は、長時間同じ姿勢を続けた結果、筋肉に負荷がかかり、血流が悪化するという流れで引き起こされます。

少し遠回りしましたが、あなたが重いショルダーバッグを持つことで、前述したことが起きてしまう可能性が高くなるというわけです。肩だけでなく、腰痛をも引き起こす可能性があります。

肩こりや肩の痛みの原因

長時間同じ姿勢を続ける
↓
肩や首の筋肉に負荷をかける
↓
血管を圧迫し血流が悪化する
↓
肩に痛みが発生
↓
慢性化する

また、ショルダーバッグをいつも同じ方の肩で持つことにより、体の歪みが発生して近視の要因になるとも言われています。あなたは、近視の原因が遺伝だけなどと思ってはいませんか？　もちろん、遺伝的要因もありますが、それはわずかなこと。それよりも、日常生活での悪習慣が原因で近視になる人が実に多いのです。

たとえば、体の歪みが原因で姿勢が悪くなると、視神経が圧迫されて、情報伝達の不具合や目のピント調整を行う毛様体筋の働きが悪くなるなど近視や老眼を引き起こしてしまう恐れがあるのです。

さらには、首のこりや痛みが慢性化することで体内の血流が悪化し、目に酸素や栄養が行き渡らなくなります。すると、硝子体の混濁による「飛蚊症」などを引き起こす可能性もあるのです。

プチぶら下がり矯正術

体の歪みを矯正する方法で私がおすすめしたいのは、「プチぶら下がり」です。もちろん鉄棒などに完全にぶら下がることができればいいのですが、腕などに負担がかかり、怪我をする危険性があります。

そこで、家の鴨居を掴んだ状態で、床に足をつけたまま膝を曲げ、腰を降ろしていってください。屈んだままバンザイをするような姿勢で、背筋をピンと伸ばす形になるでしょう。これだけでも背骨が伸びて、矯正効果が見込めます。

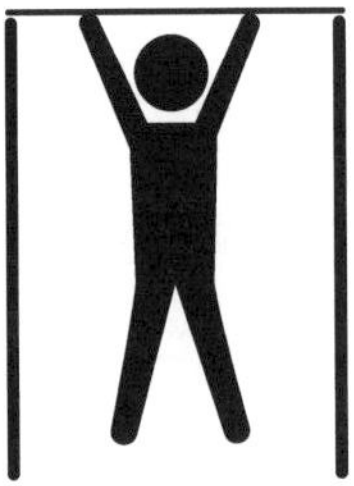

そこが危ない！

靴下を履いたまま寝る

最初に結論を言いますと、靴下を履いたまま寝る習慣を続けると、体中の血行不良、血行障害につながる恐れがあります。冷え性の悪化、また、不眠にもつながります。若さを保ち、健康長寿でいたいのであれば、今すぐにでもやめたほうがいいでしょう。

「今日はとくに寒いから靴下を履いて寝たい！」

など、真冬の布団の中は寒く、やってしまいたい気持ちはわかります。冷え性で悩んでいる人も、そうでない人も。「冬はたいていそうして寝る」など、すでに習慣化してしまっている人も多くいらっしゃるのではないでしょうか。

でも、とくに冷え性に悩む人、また不眠で悩む人は、靴下を脱いで寝るようにしてください。履いて寝ると、冷え性、不眠、それぞれ悪化につながります。

靴下が冷え性の悪化につながる理由は、寝ている間に足裏などにかいた汗が靴下を湿らせ、明け方などに足を冷やす原因になってしまうから。人は寝ている間にも足裏などに汗をかきます。体温調整をするために汗をかいているのに、これでは、そのコントロール機能が誤動作を起こしかねません。そのため、ますます冷え性が悪化してしまう可能性が大きいのです。

また、人が深い眠りにつくためには、睡眠に入る時に体の深部体温を低くする必要があります。その手助けとして、熱を放射する役目を担ってくれているのが、手の平や足の裏です。

睡眠に入るとき、人は手足から熱を放出して、体温をコントロールします。よく赤ちゃんや幼児などが眠いときに手が温かくなるのはそのため。寝る前はとくに深部体温を冷やす意味で、手足は大切な体温調整を担ってくれているのです。

それなのに靴下を履いてしまうと、うまく熱を放射できなくなり安眠しにくくなってしまうというわけです。

寒い日には「湯たんぽ」がおすすめ

さらに、睡眠中長時間にわたって靴下で足首を締め付けることは、血液だけでなく、リンパの流れも阻害します。

足が冷たくてどうしても我慢できないときは、布団の中で「湯たんぽ」を利用することをおすすめします。

先述した通り、質のよい睡眠を取るためには、体の深部体温を下げる必要があります。朝までずっと体が熱いままの状態では、眠りの質が落ちてしまいます。

湯たんぽは時間が経つと中のお湯がぬるくなり、自然に温度が下がっていきます。そのため、快適な睡眠を阻害しないのです。

なお、足の同じ位置に湯たんぽが当たり続けた場合、低温やけどになってしまう恐れがあります。あまり高温にならないように、沸騰したお湯は避ける、湯たんぽに足を密着させず、足からやや離れた位置で温めるなどして、安全に使いましょう。

湯たんぽ以外の方法では、眠る前に足湯で足を温めてから布団に入るというのも効果的です。まず、ぬるめのお湯を洗面器やタライ、浴槽などに、足首が浸かるくらい溜めます。そこに足を入れて十分ほど温めます。全身がぽかぽかと温まり、血行がよくなるのを実感できるでしょう。

全身の血行をよくするために、大きな血管がある部分を温める方法、たとえば腹巻やレッグウォーマーを使用するのもいいでしょう。

お腹やふくらはぎを温めることで血流が活発になり、足先だけが冷える状態を解消できます。また、冷え性を改善する効果も期待できます。

そこが危ない！

毎日の入浴、帰宅後すぐの入浴

日本のガス会社が行った調査で、日本人の全世代で一週間の入浴回数を調べたところ、その回数は、夏季七回以上、冬季でも六回以上入っているという結果になったそうです。そして毎日湯船に浸かって入浴している人は、七割以上いるとの報告もあります。

日本人は、世界の中でもお風呂が好きだという事実は、みなさんも感じていたと(笑)思います。しかし、このお風呂に毎日入るという行為は、とくに肌にとってはとても危険な行為で、十分な注意が必要です。

たとえば、私たちの皮膚には、さまざまな外的刺激から体内を守るバリア的な機能があります。でも、毎日の入浴により、皮脂が薄くなり、皮膚の角質層が破壊されてしまいます。すると、皮膚の乾燥やひび割れ、かゆみや皮膚炎などを起こし、感染症をも引き起こしてしまう場合もあります。

入浴だけでなく、体を洗う行為によってさらに被害が起こる可能性を高めます。

とくに皮膚には、感染症予防に必要な善玉菌である常在菌（表皮ブドウ球菌など）が棲み付いていて、病原菌が繁殖しないように皮膚を守っています。そのような常在菌は、シャワーを浴びるだけでも七十パーセント以上が流されてしまうのに、さらにゴシゴシとナイロン製のタオルでこすり洗いをすることでそのほとんどが洗い流されてしまい、肌が感染症の危険にさらされてしまうというわけです。

そのようなことが起こらないために気をつけなくてはいけないことは、お風呂の回数を三日に一回程度にすることをおすすめします。

でも、それでも毎日お風呂に入りたいという人は、

①お風呂の温度を三十九〜四十度前後のぬるめに設定する
②体を毎日洗わないようにする
③体を洗う場合は、アルカリ性のボディソープや石鹸を使わない
④洗う場合は、優しく肌に触れるように洗う

ようにしてください。

ちなみに、髪の毛を洗う頻度も、洗えば洗うほど薄毛になりやすくなるので、こちらも注意が必要です。

頭皮にも皮脂膜があり、ここにも善玉菌の常在菌が棲み付いていて皮脂を守っています。

ですが、頻繁な洗髪によって、皮脂が薄くなると、感染症にかかったり、角質層が傷つきフケが出るなどのトラブルが多くなり、薄毛や脱毛の原因になってしまうのです。

入浴の健康効果

とはいえ、入浴の効果は悪いものばかりではありません。

みなさんも実感されていると思いますが、ゆっくりと湯船に浸かる時間は至福のときでもあります。交感神経優位だった自律神経が副交感神経に切り変わり、緊張感から解きほぐされリラックスするのです。

メンタル面はもちろん、全身の血流がよくなることで、体の細胞の修復、全身のコリや痛みからの解放、快眠への誘導、免疫力のアップなどいいことも山のようにあります。

入浴がもたらす効果として、医学的には、温かいお湯に浸かることによって代謝を促す温熱効果、血液やリンパの流れをよくする静水圧効果、そして、筋肉や関節を休ませる浮力効果が認められています。

ともあれ、気をつけたいことは前述していますから、それに十分注意して、お風呂と上手に付き合っていくことが必要ですね。

そこが危ない！

ダーク色の服を着る

若い頃はどんな色の服だって着こなせたのに、年を重ねてくると地味な色が多くなる！　などと思っている人は多いのではないでしょうか？

どのようなファッションをしているかは、人それぞれの個性です。でも、年を重ねることで若々しいファッションや色から自然と離れ、無難な形や色の服装になる人の割合はとても多い印象があります。

人が身につけている服などの色は、その人の心理状態に大きく影響すると医学的に認められています。明るい色の服やスカーフをしたときの心理状態と、黒やこげ茶、グレーなどダークな色で全体を統一しているときの心理状態を比べた場合、断然明るい色を身につけているときのほうが、アドレナリンが分泌されやすく、体が若々しい状態に保たれやすくなります。

また、心がウキウキし、生活が活動的になり、家に篭ることもなくなり、外出がおっくうになりません。すると、とくに運動などをしなくても筋力の衰えが少なくなります。それは体の免疫力アップにつながり、生活習慣病などの予防になります。

外出する機会が増えるということは、他人とのコミュニケーションの機会も増えるということ。他人との接触で脳が刺激されることは、健康長寿を目指すアンチエイジングに欠かせない重要な要因です。

色を感じるのは視覚だけではない⁉

色彩心理学界から、次のような研究報告があります。

熟成される前の緑色のトマトに、「白」「黒」「赤」の布をかぶせて、何もかぶせていない同じ緑色のトマトが赤く色づき熟成したときにそれぞれの布を外すと、白い布をかぶせておいたトマトは、ほどよく熟成。赤い布をかぶせてあったトマトは、完熟状態になっていました。ところが黒い布をかぶせたトマトは、かぶせた時と同じ緑色の状態で、熟成するどころか緑色のままシワシワになってしぼんでいたとのことです。

野菜と人間が同じとはいいませんが、明るい色の服装は、皮膚にとってとてもよい刺激で生気を与えてくれるのでしょう。

別の実験報告では、女性がピンク色の服を着て、ピンク色のカーテンの部屋で生活することで、若々しくなり、性格まで明るくなったという報告がされています。視覚だけが色を認識する方法だと多くの人が信じているでしょうが、皮膚にも色を認識する能力があるという研究もあります。

それは、「オプシン」と呼ばれる視物質タンパク質が、目と同じように皮膚にも存在することがわかったためです。身につける服の色で、その影響を肌がダイレクトに感じ取るというのです。

- **●赤色系**…興奮、活力などエネルギーをイメージする
- **●緑色系**…心身を整える作用。リラックス効果
- **●青色系**…沈着冷静。精神の鎮静効果、感情を抑える
- **●黄色系**…左脳を刺激し、脳を活性化。コミュニケーション能力アップ
- **●紫色系**…不安定な心のバランスを整える。

アンチエイジングの観点からは少し離れるかもしれませんし、効果には個人差があるでしょうが、ここぞという時に色がもたらす力を試してみてはどうでしょう。下着など直接肌に触れるものが効果が高いといわれています。

そこが危ない！

ほお杖をついてため息をつく

普段何気なく行っている癖が、健康を大きく損ねてしまうケースがあります。

あなたは考えごとをしているとき、ほお杖をついてはいませんか？

ほお杖はすぐにでもやめるべき悪癖だと私は断言します。その上、ため息までついてみようものなら、あなたの体はさまざまな体調不良へとまっしぐらです！

まずは、ほお杖の危険性から解説していきましょう。

ほお杖をついた体勢は、手のひらで片側のほおを強く押さえつけたような状態です。自分ではそれほど力を入れている意識はないかもしれません。でも、人の頭は体重のおよそ十パーセントの重量があり、あごや頸椎に大きな負担を与えています。

また、頭蓋骨は頑丈さと複雑さを併せ持った骨です。複数の骨が組み合わさって構成されており、わずかな刺激にも反応して動くほどデリケートな部分なのです。

頭蓋骨やあご、頸椎への圧力は、血液やリンパ液、脳脊髄液の循環に重大な悪影響を及ぼします。脳脊髄液には脳細胞に栄養を届け、脳の働きをスムーズにする大事な役割があります。

もしあなたが、ほお杖をつき続けると、脳の働きが悪くなる恐れがあるのです。

また、無意識に片側でほお杖を行う行為は、片方だけに頭蓋骨の重量などが偏りがち。両手で交互にバランスをとってほお杖をつくようなケースはまずありませんね。その結果、顔の歪みやシワ、たるみが顔の片側だけに生じてしまうこともありえるのです。ほお杖はそのほか、頭痛や腰痛の原因にもなるといわれています。

ほお杖をついてしまう癖がある人は、無意識に顔に触れる側の手の平にタオルなどを持っておくといいでしょう。無意識でほお杖をついた際、タオルがほおに触れる感触でほお杖に気付き、その行為をやめるきっかけになるはずです。

ため息は万病の元になる!?

ほお杖と同様、ため息も危険な悪癖といえます。周囲の人に対してネガティブな印象を与えてしまうばかりでなく、ため息をつく本人のさまざまな体調不良の元となってしまう恐れがあります。

通常、ため息をつくときは文字通り口の中で息をためてから吐き出します。これを頻繁に行うと口の中で舌が下がり、無意識に口が開きがちになります。その結果、口呼吸をする癖がついてしまいます。

人間は鼻呼吸と口呼吸、両方を行う生き物ですが、動物は基本的に鼻呼吸しか行いません。人間は進化の過程で言葉を扱うようになった結果、口呼吸もできるようになりました。でも、この口呼吸、体にとってはとても不自然な行為で、健康を損ねてしまう行動といえます。

本来、鼻は空気清浄機と加湿器の機能を併せ持ったような、素晴らしい役割を果たしています。鼻から吸い込んだ空気は、鼻腔繊毛や鼻腔内粘膜によって細菌、ウイルス、ほこりなどの異物が取り除かれ、適度な湿度と温度になった状態で肺に取り込まれます。

しかし、口から吸い込んだ場合、空気はこれらのフィルターを通りぬけず、ほぼそのままの状態で肺に入り込むことになります。異物が多く混じり、湿度も温度も適切でない空気は、病気の原因になりかねません。たとえば、大気温度が零度で湿度が二十パーセントの空気を鼻から吸った場合、肺に到達するときには、温度は約三十度、湿度も約五十パーセントになるといわれています。

口呼吸が癖になると、免疫力が低下し、病気にかかりやすくなってしまうのです。また、口呼吸は口臭や歯周病、虫歯や睡眠時無呼吸症候群など、さまざまな弊害を呼び寄せてしまいます。

ため息をつきそうになったときは、意識して鼻から深く息を吐くようにしてください。また、普段から口をしっかりと閉じて、鼻呼吸を行うように気をつけましょう。息は吸うときも吐くときも、鼻で行うのが理想的です。

口呼吸のセルフチェック

- □無意識の内に口を開けている
- □朝起きたとき、喉がかわいている
- □アレルギー性鼻炎などで鼻が詰まりやすい
- □唇が乾きやすい
- □いびきをかきやすい
- □口を閉じると苦しく感じる
- □風邪をひきやすい
- □口臭が気になる

これらの項目にチェックが入る場合、口呼吸が癖になっている可能性があります。

そこが危ない!

ダイエット食を利用する

世間にはダイエット用に調整された食品として、数多くの商品が出回っています。しかし、そういった食品ばかりを口にしていても、本当に痩せられるとは限りません。栄養のバランスを崩してしまい、かえって肥満体質になってしまうような食品がいくつもあるのです。

たとえば、商品名に「ノンカロリー」「カロリーオフ」「ダイエット」などの文言が入った炭酸飲料があります。

そのような商品について、「これならいくら飲んでも太らないだろう」などと考えてしまいがちですが、それは大きな間違いです。これらの商品は決してゼロキロカロリーではありません。

食品メーカーが「糖分控えめ」や「食物繊維たっぷり」などの表示をする場合、何をもって「控えめ」や「たっぷり」なのかを決めるため、基準となっているルールがあります。日本では法律で「栄養表示基準」というものが定められているのです。

この基準では百グラムあたり五キロカロリー未満の食品の場合、「ゼロカロリー」や「ノンカロリー」と表示しても構わないのです。

また同様に百グラムあたり四十キロカロリー（飲料は二十キロカロリー）以下の食品は、「カロリー控えめ」「カロリーオフ」などと表示できます。

なお、コーヒーなどで「無糖」と表示されている場合でも、糖類が含まれている可能性があります。糖類が百グラムあたり〇・五グラム未満であれば「無糖」という表記をしてもいいのです。

また、「砂糖不使用」という表記にも注意が必要です。その商品には砂糖を使っていないというだけで、果糖など砂糖以外の糖類が使われている場合があります。コレステロールや脂質、ナトリウムなどに関しても、一定の基準値より低ければ「ライト」や「オフ」、「ダイエット」などの表記を使用することが可能なのです。

商品の表示上では、カロリーが少なそうに表現されていたとしても、油断して摂り過ぎてしまえば肥満になるほどのカロリー摂取量になってしまうかもしれないのです。

こうした低カロリーを謳う商品には多くの場合、人工甘味料が使われています。実は人工甘味料はダイエットの強い味方、とは言い切れない物質。人工甘味料についての問題点は本書の一三八ページで詳しく解説しています。

栄養補助食品をランチの代わりにしてはいけない！

ダイエットを手助けしてくれる食品として、巷に出回っているものは低カロリー食品だけではありません。

ソイ（大豆）プロテインやシリアルなどを固めたエネルギーバーは、手軽に食べられて最低限のカロリーや食物繊維を摂取できるとして、非常に人気のある栄養補助食品のひとつです。

しかし、ランチの代わりとしてこれらの食品を食べる行為は、あまりおすすめできません。なぜなら、エネルギーバーは消化がよすぎるのです。

あらゆる生命活動のため、人間はエネルギーを消費します。もちろん、食品を消化吸収するときも例外ではありません。

たとえば、大豆は本来とても消化しにくい食品で、吸収するために大きなエネルギーを使います。しかしソイプロテインとして加工された場合、元の大豆よりも消化しやすくなります。

消化しやすい食品ばかりを食べていると、消化に使われるエネルギーが少なくてすみます。その結果、普通の食品を食べたときと比べて余剰エネルギーが多くなり、それが脂肪に変わってしまう恐れがあるのです。

栄養補助食品や特定保健用食品（トクホ）は、不足しがちな栄養素を補ったり、健康増進に関わる効能がある食品として開発された商品です。

確かに便利であったり、一定の健康効果は認められていたりするものの、これらにばかり頼る食生活は人体にとって不自然といえます。

厚生労働省も決して静観をしているわけではなく、さまざまな表示規制や注意喚起を行っています。

たとえばパッケージに「食生活は、主食、主菜、副菜を基本に、食事のバランスを。」と書かれているのを見たことがあると思います。これは食生活が栄養補助食品ばかりに偏らないように注意を促すため、表示が義務づけられているのです。

栄養補助食品やトクホはあくまでも健康な生活を「補助」するためのものとして考えてください。食生活の中心に据えるものは、できるだけ加工などをあまりされていない食品にしましょう。

また、何らかの症状が現れて悩まされている場合は、市販の食品だけに頼って治療しようとするのではなく、医師の診断を仰ぐようにしてください。

そこが危ない！

スマホをやりながら歩く

世界規模で爆発的に普及したスマホは、便利であると同時にさまざまな問題の元にもなっています。

街を見渡すと、歩きスマホをしている人が珍しくありません。トラブルや事故の原因となる危険な行為であることはもちろん、スマホ使用者の健康被害にもなるので避けるべき行為です。

スマホをやりながら歩くと、目線はたいてい下に向いてしまいます。下を向いた状態で歩くと、首が曲がり、肩は前に出て背中は丸くなります。この状態は、つま先に体重がかかりやすくなります。すると歩幅が狭くなり、歩く速度は遅くなります。

この状態が日常化すると、姿勢が悪化して背骨や腰への負担が大きくなります。スマホの濫用による視力への負担と合わせて、慢性的な肩こりや腰痛を招くことになります。

また、歩行速度が遅くなれば同時に運動量も低下し、体力は徐々に衰えていくでしょう。たとえ若い世代でも、歩きスマホを繰り返していれば全身の老化が早まってしまうのです。

前を向いて歩こう

歩きスマホをしていなくても、うつむいて歩くのは健康によくありません。目線を上げて歩くことで、さまざまな健康効果が見込めます。

まず、視線を上げて歩くと、体重がかかとにかかるようになります。すると自然に大股になって歩くため、歩行速度がアップします。

目には、地面やスマホの小さな画面を見ている状態とは比べ物にならないほど、視覚的な情報が飛び込んできます。脳や目の老化防止にもつながるでしょう。さらに目線を上げて歩いている間は、姿勢が正しく矯正されます。肩こりや腰痛の予防になるでしょう。

おまけに、しっかり前を見据えて歩いている姿には、周囲の人から若々しく見られるというメリットもあります。

歩きスマホは卒業して、歩幅を広く、前を向いて歩きましょう。

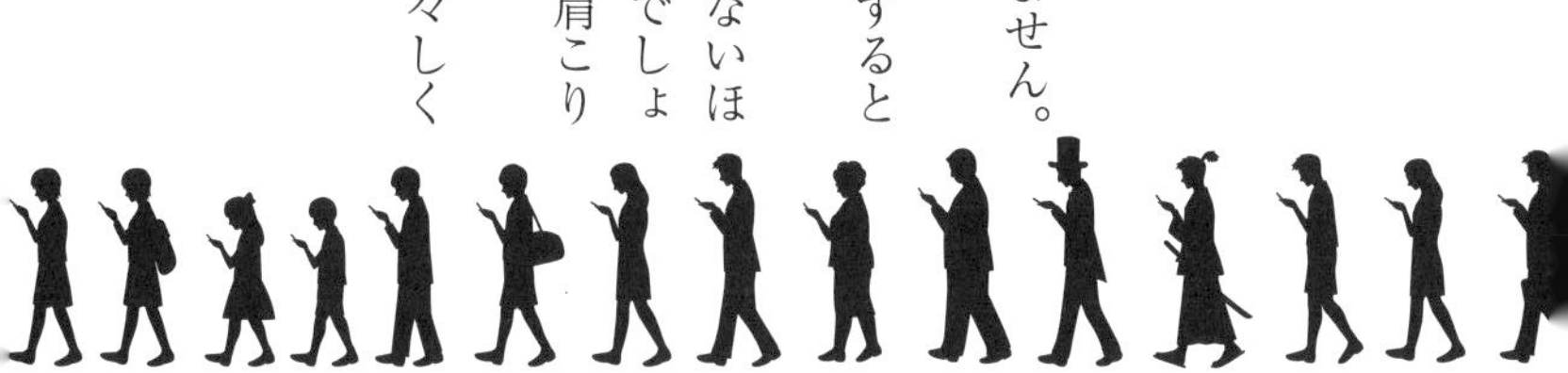

そこが危ない！

夜のスマホ

スマホの問題点は歩きスマホだけではありません。健康のことを考えれば、夜間はなるべくスマホを見たり、触ったりしないようにすべきです。

スマホやパソコンなどの液晶画面からは「ブルーライト」と呼ばれる光が発生していま す。ブルーライトは紫外線と波長が近い強力な光で、目の角膜や水晶体では吸収されませ ん。眼球の奥にある網膜や黄斑部にまで到達し、強いダメージを与えるといわれています。

また、ブルーライトは散乱しやすく、ピントをあわせるために目のオートフォーカス機能が常時働き続けることになります。さらに目に入る光を減らすため、瞳孔を縮める筋肉も酷使することにもなります。

スマホの場合、画面に釘付けになる時間が長いというのも問題です。まばたきの回数が減るため、スマホはドライアイの原因として問題視されています。

とくに就寝前など暗い部屋でスマホを使うのは、目への悪影響が増大する行いです。暗い部屋と明るいスマホ画面では、大きな明暗差が生じます。すると瞳孔は、明るい場所と暗い場所、両方に適応しようと引っ切り無しに動くことになります。その結果、日中とは比べ物にならないほど目が疲労してしまうというわけです。

長時間のスマホ利用は、眼精疲労やさまざまな眼病、視力低下などを招く恐れがあります。最近は二十〜三十歳ぐらいの若い世代にも、手元の文字が見づらかったり、近くのものにピントが合わせにくかったりするような、老眼と同様の目の不調が増えています。

これらは「スマホ老眼」と呼ばれ、今後も幅広い世代に増え続けていくのではないかと懸念されています。

スマホ老眼は医学的には「調節緊張」と呼ばれるもので、多くの場合一時的な症状で済みます。しかしスマホ老眼が繰り返し起こったり、長期にわたって続いた場合は、老眼を早めたり、重大な眼病を引き起こす危険性もあるのです。

寝不足の原因は夜のスマホ？

夜間のスマホは、目への直接的な健康被害以外にもさまざまな悪影響を及ぼします。ブルーライトの光はあまりにも強く、体内時計に昼間だと錯覚させてしまうこともその一つです。

体内時計が勘違いすると、良質な睡眠へと導いてくれるホルモン「メラトニン」がうまく分泌されなくなり、反対に脳と体を目覚めさせるホルモン「セロトニン」が分泌されてしまいます。その結果、なかなか寝つけなくなってしまうというわけです。

なお、この現象はスマホだけではなく、強い照明の元でならどこでも起こり得ます。夜中、横になっていてもなかなか寝付けないという人は、夕方以降にコンビニなどで買い物をする習慣はありませんか？　急速に普及しているＬＥＤ照明からもブルーライトが多く照射されるのです。

おまけに、ブルーライトは紫外線Ａ波（ＵＶＡ）、紫外線Ｂ波（ＵＶＢ）に続く第三の紫外線とも呼ばれるほど紫外線に近い性質があります。顔面に照射されたブルーライトはスマホ焼けとも呼ばれるシミの原因になる可能性大です。

スマホの影響を避けるため、就寝前の二時間はスマホを使わないようにするといいでしょう。また、暗い場所でスマホを使用するのは普段からなるべく避けるようにしましょう。

スマホの設定変更も効果的です。画面の明るさ設定は、なるべく暗くするようにしてください。それだけでもブルーライトの影響を軽減できます。

そこが危ない！

夜中に起きて水を飲む

夜中、目を覚ましたとき、喉が渇いていたら、あなたはどうしていますか？　キッチンに行ってそのまま無警戒に水を飲んでいるとしたら、その習慣は危ない行為です。いますぐ改めるようにしてください。

就寝中の口の中は、大量の雑菌が繁殖した状態です！　夜中に起きて、すぐに水を飲むと、繁殖した雑菌をそのまま体の中に摂り入れることになってしまいます。免疫力の低下を招き、感染症のリスクを高めることになるでしょう。

起きている間、私たちの口の中は唾液が抗菌力を発揮して雑菌の活動を最小限に抑えています。唾液に含まれているリゾチームという酵素には、細菌の細胞壁を溶かす作用があるからです。

しかし就寝中は、唾液の量が減ってしまいます。そのため、リゾチームの効果は十分に発揮されず、口内は雑菌が繁殖しやすい状態になっているのです。

口内環境のこまめなケアが大切です。寝る前に口の中をきれいにするのは当然のこととして、水を飲む前は口をゆすぎ、うがいをしてからにしましょう。

ドライマウスにご注意を

近年はドライマウスの患者数が増えているといいます。文字通り唾液の量が減り、口が乾燥する症状のことなのですが、「口の中が乾いているだけ」などと甘く見てはいけません。

先述した通り、口の中の唾液には殺菌作用があります。睡眠中だけでなく、昼間から唾液の量が減ってしまうとなると、免疫力が低下してしまいます。

さらに口内でトラブルを引き起こす菌が勢力を伸ばし、虫歯や歯周病に罹患しやすくなってしまいます。雑菌が増えるということは、口臭の原因となる菌が増えてしまうということでもあります。また、口の中が乾燥すると口内の粘膜が傷つきやすくなり、口内炎が起こりやすくなります。更に、放っておくと味覚障害になる可能性もあります。

唾液の分泌量が減ってしまう理由はさまざまです。加齢によっても唾液の量は減りますが、飲酒や喫煙、ストレスによる影響も大きいようです。

口呼吸が癖になっている人は、口から空気が出入りすることにより、乾燥しやすくなっているためよけいに注意が必要です。

ドライマウスにならないためには、日頃の生活改善が必要です。お酒を控える、禁煙する、ストレスを溜め込まないなどは基本事項。それ以外にも、喫煙やストレスは交感神経を優位にし、唾液の分泌を滞らせてしまうため要注意です。リラックスをして副交感神経を優位にすれば、唾液の量は増えるでしょう。

また、早食いが癖になっている人は、食事の際にしっかり咀嚼するようにしましょう。唾液の分泌が促され、これもドライマウスの予防につながります。

口呼吸になりがちな人は、鼻呼吸を習慣づけてください。吸うときも吐くときも、鼻で行うことが基本です。鼻呼吸の重要性については四六ページでも解説しています。

また、こまめな水分補給も大切です。とくに睡眠中はたくさんの汗をかくため、起床後や、深夜目が覚めてしまった場合は、水分補給が必要です。もちろん、水を飲む前に口の中をきれいにゆすぎ、うがいすることをお忘れなく。

ドライマウスとは？

・**口の中が乾く疾患**
唾液の分泌量が減り、口臭や免疫力の低下が起こる。口内炎や虫歯、歯周病のリスクも高まる。味覚障害になる恐れも。

ドライマウスを予防、改善するには？

- **口呼吸ではなく、鼻呼吸を行う。**
- **食事の際はしっかりと咀嚼する。**
- **ストレスを溜め込まない。**
- **飲酒や喫煙を控える。**

そこが危ない！

リンゴの皮をむく

昔から、「リンゴが赤くなると医者が青くなる」と言われているほどリンゴは健康効果の高い果物といわれています。しかし食べ方によっては、その恩恵を十分に受け取ることができなくなりますので注意をしてください。

たとえば、リンゴの皮をむいて食べると、体にいいどころか肥満の元になってしまう恐れさえあります。リンゴなど果物に含まれている果糖は、糖類の中でも中性脂肪を増やしやすいため、ダイエットには不向きです。

しかし、リンゴの皮を一緒に食べることで、肥満の危険性を軽減して、体調を整える健康サポート食品となるのです。その理由は、リンゴのとくに皮に多く含まれている健康成分、「リンゴポリフェノール」にあります。

ポリフェノールは光合成によって生成される、植物の色素や渋みの成分となる化合物の総称。その種類は五千種類以上あるといわれており、お茶に含まれるカテキンやブルーベリーに含まれるアントシアニンもその一種です。

リンゴポリフェノールも同種のポリフェノールのご多分に漏れず、強い抗酸化力を持っています。

活性酸素は本来、体の中に侵入してきた異物を攻撃して体を守るなど、健康を維持するためには必要不可欠な物質です。しかし体内で過剰に増えすぎてしまうと、正常な細胞にまで攻撃を仕掛けて、老化の促進や病気の原因となってしまいます。

リンゴポリフェノールはこれらの活性酸素を除去し、老化や病気を防ぐアンチエイジングの強い味方です。

また、マウスを用いたある実験では、標準食、高脂肪食、高脂肪食＋リンゴポリフェノールの三種類の食事のうち、「高脂肪食＋リンゴポリフェノール」を与えたマウスの内臓脂肪量は、標準食とほぼ変わらないという結果になりました。皮付きのリンゴは、ダイエット効果も見込めるようなのです。

さらにリンゴポリフェノールには口臭予防効果もあります。リンゴポリフェノールには口臭の原因となるメチルメルカプタンという物質の増加を抑える働きがあるのです。

リンゴを食べるのであれば、よく洗って皮ごと食べるようにしましょう。また、リンゴを選ぶ際は真っ赤に熟しているものがおすすめです。リンゴポリフェノールが豊富に含まれています。

皮を入れないスムージーは、もったいない?!

果物や野菜を手軽に摂る方法として、野菜や果物を使ったスムージーがおすすめです。ある調査によると、野菜・果物を使ったジュースを週に三回以上摂っている人は、週に一回未満の人に比べて、アルツハイマー病の発症リスクが七十六パーセントも低いことがわかっています。

これは米シアトルに在住する日系米国人の食生活を十年間追跡調査したもの。この調査では、野菜・果物を使ったジュースを週に一～二回しか摂取していなかった場合、アルツハイマー病の発症リスクは十六パーセントしか減少していませんでした。

スムージーに使う野菜や果物は前述のリンゴと同様に、きれいに洗って皮ごとミキサーにかけるようにしてください。そうでなければ、食物繊維や健康成分をふんだんに摂ることができません。

リンゴに含まれるリンゴポリフェノールやニンジンに多く含まれるカロテン、緑茶に含まれているカテキンなど、野菜や果物に含まれている天然の化学物質を「フィトケミカル」といいます。

これらは植物が、昆虫や紫外線などから身を守るために作り出しています。植物の色素や香り成分はフィトケミカルが由来です。

中には抗酸化作用や抗菌作用が認められているものも多く、人間の健康を守るためにさまざまな場面で役立てられています。

フィトケミカルは植物の中に主に色素として含まれています。つまり、色とりどりの野菜や果物の皮を入れてスムージーを作れば、より多くの健康成分を摂り入れられるということです。たとえば虹と同じ七色の食材を使ってみるなど、楽しみながら工夫をしてみてください。

なお、フィトケミカルは植物の皮やその周辺に大量に含まれていることが多いため、市販されている中で、皮の含まれていない、飲み口がさらっとした野菜・果物ジュースでは満足の行く健康効果を得られないケースがあるためご注意ください。

アメリカ・ハーバード大学栄養学教室の調査によると、ある市販の野菜・果物ジュースを飲んだ結果、糖尿病の発症リスクが上がったという例もあります。

健康のために野菜・果物ジュースを毎日飲んだ結果、健康を損ねてしまっては元も子もありません。市販の商品を取り入れるのは決して悪いことではありませんが、できるだけ信頼できる安全なものを選ぶことをおすすめします。

そこが危ない！

八時間睡眠

睡眠時間は長ければ長いほどいいと思っていませんか？　しかしそれは大きな勘違いです。毎晩八時間以上睡眠を取ることは、老化が進んでしまう危ない行為なのです！

北海道大学の玉越暁子教授は、日本人十一万人を対象に十二年間にわたる追跡調査を行いました。その結果、死亡率が最も低かったのは睡眠時間が七時間の人。そしてそれより長くても短くても、死亡率は上がったというのです。

同様の結果は、アメリカで行われた調査でも出ており、多くの人にとって理想的な睡眠時間はどうやら七時間といってもいいようです。

ただし、人によっては、平日は睡眠時間が短いため、週末に寝だめをして一週間の平均睡眠時間を増やそうと考える人がいるかもしれません。しかし、それでは効果は見込めず、意味がありません。

アメリカ・ペンシルベニア州立大学医学部睡眠研究治療センターが睡眠不足と寝だめに関する調査を行っています。

それによると、寝不足の人が長時間の睡眠を取ることで、眠気を解消することはできました。しかし、仕事の作業効率は回復できなかったのです。表面的な眠気がなくなったとしても、寝だめでは脳や体に蓄積された疲労は回復できないのです。

また、過剰な睡眠は、うつ症状を引き起こすという研究報告もあります。毎日、適度な睡眠時間を設けられるようにしましょう。

適切な睡眠時間は年齢によって変わる

四十歳を過ぎてから睡眠時間が短くなり、七時間以上は眠れないという方が増えていると聞きます。「若い頃はいくらでも眠れていたのに、年齢を重ねるにつれて睡眠時間が短くなってきた、大丈夫だろうか」と気になさる人もいると思いますが、あまり気にする必要はありません。

厚生労働省が発表した「健康づくりのための睡眠指針２０１４」によると、睡眠時間は若年世代、勤労世代、熟年世代に分けて考える必要があると報告されています。

もちろん個人によって差はありますが、十代前半の睡眠時間は平均で八時間以上、二十五歳は約七時間、四十五歳は約六・五時間、六十五歳は約六時間と、加齢によって睡眠時間は短くなるものだというのです。

人間の睡眠時間が加齢によって短くなるのは自然の摂理と考えるのが常識。無理をして長く寝ようとすると、ストレスの元になったり、かえって睡眠の質を落としてしまう恐れがあります。

この指針では就寝する時間を決めず、眠くなってから床につくことを推奨しています。そして、起床時間を毎日一定に保つことが大切だとも指摘しています。

健康づくりのための睡眠指針2014
〜睡眠12箇条〜

❶良い睡眠で、からだもこころも健康に。
❷適度な運動、しっかり朝食、ねむりとめざめのメリハリを。
❸良い睡眠は、生活習慣病予防につながります。
❹睡眠による休養感は、こころの健康に重要です。
❺年齢や季節に応じて、ひるまの眠気で困らない程度の睡眠を。
❻良い睡眠のためには、環境づくりも重要です。
❼若年世代は夜更かし避けて、体内時計のリズムを保つ。
❽勤労世代の疲労回復・能率アップに、毎日十分な睡眠を。
❾熟年世代は朝晩メリハリ、ひるまに適度な運動で良い睡眠。
❿眠くなってから寝床に入り、起きる時刻は遅らせない。
⓫いつもと違う睡眠には、要注意。

⓬眠れない、その苦しみをかかえずに、専門家に相談を。

※厚生労働省
『健康づくりのための睡眠指針2014』より。

Part 1

あなたの健康常識　大丈夫？

そこが危ない！

男と女　ホルモン編

男と女　ホルモン編

ここからはホルモンの力を活性化させてパワフルな毎日を送り、健康長寿、ピンピンころりの人生を実現するための〝やってはいけないタブー習慣〟を解説していきます。

ホルモンとは人の体内で作られ、生きていくために必要なさまざまな身体的機能を調整する役割を果たすとても大切な物質です。現在は百種類以上のホルモンが確認されていますが、これらのホルモンについて漠然としたイメージしかお持ちでない方も多いでしょう。

たとえば「性ホルモン」という存在はご存じかと思いますが、男性ホルモンは男性だけ、女性ホルモンは女性だけのものだと思っている方も少なくないのではないでしょうか。

しかしそれは、便宜上の呼び方に過ぎません。どちらのホルモンも、男女を問わず必要なものなのです。男性ホルモンの一種である「テストステロン」は、男性の場合は主に精巣で、女性の場合は男性ほどの量ではありませんが副腎や卵巣から分泌されます。

テストステロンは人間の行動力を司り、やる気をみなぎらせる作用があるほか、筋肉量を増加させ、中性脂肪を減らすなどの働きもあります。男性はもちろん、女性にとっても嬉しい効果があるのです。

ところで、テストステロンが活発な人かどうかを簡単に見極める方法があります。手の薬指を見てみてください。人差し指に比べて薬指が長ければ、それはテストステロン値が生れながら高めの傾向があるということがいえます。男性に負けずバリバリ働く、デキるキャリアウーマンタイプの女性は、この薬指が長いタイプが多いとか。

このようなホルモンの注目すべき働きや効果をうまく発揮できるように、ここからはとくに男女の関係性に注目して、危ない生活習慣をお教えします。

異性との接し方やパートナーとの何気ない関係によって、あなたの活力や行動力を大きく損ねてしまう危険性があるのです。

昔に比べると元気がなくなってきた……という方も、若々しいパワーを取り戻すヒントが見つかるかもしれません。

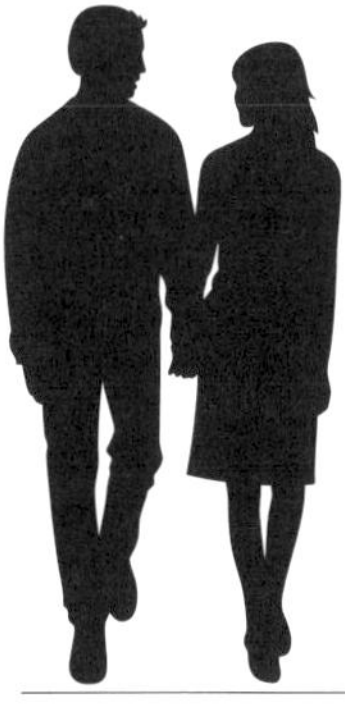

そこが危ない！男と女

セックスを夜する

セックスをするのにベストな時間帯はいつだと思いますか？
「それはもちろん、夜なんじゃないの？」と思っている方はその先入観を一度捨て去ってしまってください。

付き合い始めてから日が浅いカップルの場合など、デートで気分を盛り上げて、その締めくくりに結ばれる……。というのが自然な流れかもしれません。しかし一緒に暮らしているカップルの場合、かならずしもそうすべきではないかもしれません。

想像してみてください。夜遅くに仕事から帰ってきて体はクタクタ。そんな状態で「さあ、セックスするぞ！」という気分になれるのは、若くて元気なうちだけでしょう。

そのうち「疲れているし今日はそういう気分じゃない……」「また今度にしよう……」というように、セックスを頻繁に断るようになってしまい、ふたりの関係がギクシャクとしたものになる原因に……。

共働きの夫婦などでは、働き過ぎと疲労がセックスレスのきっかけとなるケースが少なくないのです。たとえ週末でも「明日に備えて早く寝たい」などと考えると、タイミングが合わないということもあるでしょう。

セックスは朝、行うべし！

では、セックスはいつするべきなのか！　私は、朝のセックスをおすすめします。健康や性機能にとって、さまざまなプラスの効果があるからです。朝、目覚めたばかりの状態でセックスをすると、「オキシトシン」というホルモンの分泌がより活発になります。オキシトシンは別名「幸せホルモン」とも呼ばれ、ストレスを取り去ったり幸せな気分にしたりする作用をもたらしてくれます。一日のイライラを軽減して、幸せな気分で過ごせるでしょう。なお、五七ページで解説したように、キスはうがいをしてからどうぞ。

また、朝のセックスによって、「免疫グロブリンA」という免疫力をアップさせる抗体が体内で増加するという研究報告もあります。朝一番で免疫力を高めれば、風邪やインフルエンザなどウイルスや細菌が原因となる病気を予防することも夢ではありませんね。

朝のセックスは、睡眠不足を防ぐという副次的な効果も期待できます。睡眠不足は性欲の減退や性機能の低下を招きます。夜、寝不足になってまでセックスをすると性欲が減少してしまい、セックスレスになるという悪循環を招きかねません。

やっぱり夜のほうがムーディで落ち着く、という方も、たまには趣向を変えて朝行ってみてはいかがでしょうか。普段と違う雰囲気で、気分が盛り上がるかも？

ただし、平日は遅刻などしないように気をつけてくださいね。

そこが危ない！男と女

背の高い男女のカップル

生涯のパートナーには背の高い相手がいいと考える人、最近は男女を問わず多いのではないでしょうか。あなたがもし高身長の持ち主だった場合、他人からモテることと引き換えに人一倍健康に気を使わなければなりません。

たとえば、身長が高くスラっとしたモデル体型の女性は憧れの的ですが、乳がんに気をつける必要があります。国立がん研究センター・多目的コホート研究報告によると、どうやら体格と乳がんの罹患率に深い関連があるかもしれないというのです。

身長が百六十センチメートル以上のグループと百四十八センチメートル以下のグループ

について乳がんのリスクを比較すると、前者の罹患率は後者より、閉経前で一・五倍、閉経後では二・四倍も高くなっていたというのです。

身長が高い人に、どうして乳がんのリスクが高いのか。その理由は女性ホルモンの一種である「エストロゲン」が深く関わっています。エストロゲンには女性の体を妊娠に適した状態へと導く作用があります。

また、むくみを取り除く、肌や髪にツヤを与えるなど、美しさをサポートしてくれる非常に重要なホルモンなのです。このエストロゲンが成長期に多く分泌された場合、身長が高くなりやすいといわれています。

しかし、エストロゲンの分泌が過剰になると、乳がんの原因となるがん細胞の発生リスクが高まってしまうのです。

乳がんのリスクが高まる要因は身長以外にもあります。肥満、初潮が早い、出産経験がない、閉経が遅いなどのケースでも、そうでない人に比べてエストロゲンの影響を強く受けてしまうのです。

乳がんは女性だけの病気とはかぎりません。乳がん患者のおよそ一パーセントは男性が罹患します。もしも胸にしこりなどがある場合は、たとえ男性でも乳腺外来などを受診するようにしてください。

なお、厚生労働省研究班・多目的コホート研究（現・国立がん研究センター・多目的コホート研究）によると、乳がんの予防には大豆が効果的といわれています。大豆に含まれるイソフラボンはエストロゲンと構造や性質が近く、エストロゲンの代わりに乳腺細胞に働きかけることで、乳がんリスクを低下させると考えられています。背の高い女性は、納豆や豆腐を始めとする大豆製品を多く摂取するようにしましょう。

低身長な人ほど長生きできる可能性が？

男性の場合、自分の身長が低いことに悩んでいる人は珍しくありません。しかし「自分は長生きできるかもしれない」と、自信を持ってもいいかもしれないという研究報告があります。

米ハワイ大学、ブラッドリー・ウィルコックス教授らの研究チームは、四十年に渡って男性の身長と寿命の関係性を追跡調査しました。その結果、背の低い男性ほど長命で、身長が高くなるに連れて寿命が短い傾向にあることがわかったのです。

背の低い男性ほど、FOXO3という長寿に関係する遺伝子を多く持っており、空腹時の血中インスリン濃度が低いという特徴がありました。また、がんの発症リスクも低かったのです。

「インスリン」には血糖値を下げる役割がありますが、成長ホルモンとしての働きもあります。成長期においては身長を決定づけることに関係しているインスリンですが、血液中のインスリン濃度の高さは、がんのリスクを高めるという報告もあります。

ただし、身長が低いからといって、健康管理を怠ればがんのリスクは増大しますし、身長の高い人も過剰にがんの発症を心配する必要はありません。健康的な生活を送り、定期的ながん検査を行っていれば、命に関わる重大なリスクは軽減できます。

そこが危ない！男と女

トキメキがない

年齢を重ねるにつれて「トキメキ」というものを忘れてしまいがちとよく言われます。「もう恋をするなんて年齢じゃないし、なんだか気恥ずかしい」などと、ときめく心を失ってしまったあなた！　そのような気持ちを持たずに、今すぐ恋をしてトキメキを取り戻すようにしてください。

恋をしているときのトキメキは、健康と長寿をもたらしてくれるということが科学的に証明されているからです。

これは、イタリアのエンゾ・エマヌエレ博士らが行った実験結果に伴う報告によるもの。被験者の「神経成長因子」を測定したところ、恋をしている男女の血中の神経成長因子は、そうでない人と比較して四十パーセントも上昇していたというのです。

この神経成長因子とは、脳を構成する神経細胞（ニューロン）の末梢組織で検出されるもの。とくに神経細胞の発生や機能の維持に必要とされ、人間の学習機能や認知機能を向上させる働きもあります。もしも神経成長因子の働きが弱まってしまえば、脳の機能は衰えていき、アルツハイマー型痴呆症になってしまう恐れもあります。

つまり恋のトキメキには、脳の老化を遅らせる効果があるのです。

長く連れ添ったパートナーと「幸せ」を噛みしめて

先述のエマヌエレ博士らの実験では、恋愛関係を二年以上継続している男女よりも、新しい恋愛をスタートしたばかりの男女の方が神経成長因子の値が高いことがわかっています。新鮮なトキメキを感じている人のピーク値と比べると、長く恋愛関係にいた人は約半分まで減少していたというのです。

マンネリ化してしまった関係よりも、新しい恋愛のほうが脳のアンチエイジングにはいいのかもしれませんが、昨今の不倫騒動などを見ると、長く恋愛関係にあったとしてもいつもドキドキの関係であればいいのかもしれませんね。

いくら新しいトキメキが大事とはいえ、すでに大切なパートナーがいる場合は、二人の関係性を大切にしたほうがいいという報告もあります。パートナーとの破局によって幸せが失われてしまうと、寿命が縮んでしまう可能性があるというのです。

イリノイ大学のエド・ディーナー博士の発表によると、幸福感が強い人はそうでない人と比べ、寿命が九・四年も長いといいます。また、彼がミカエラ・チャン博士らと共同で行った調査によれば、幸福を感じている人は不幸せと感じている人に比べて、長生きする可能性が十四パーセントも多いというのです。

マンネリを解消するために、パートナーとはいつも新鮮な体験をするように心がけてください。そして目一杯、幸せな気分を高めてください。

ホルモンの中には幸福感をもたらす作用がある「脳内麻薬」とも呼ばれる「エンドルフィン」「ドーパミン」などがあります。これらは恋愛をすることでも発生しますが、美味しいものを食べる、運動をする、嬉しいことをイメージするなどの行為でも生み出せます。

また、男性の場合は自慢や自分の凄さをアピールすることで多く分泌し、女性の場合は愚痴を聞いてもらうことでも、これらのホルモンを多く分泌できるといわれています。

長年連れ添っているカップルの場合、「恋人の話を聞くのが面倒」という方もいるかもしれませんが、お互いに相手の話を聞くことで、ホルモンパワーを活性化することができるのです。

それは避けたい！男と女

明るい部屋が好き

日本の夜は、諸外国と比べるとどうも明るすぎるように思えます。たとえばヨーロッパやアメリカなどの空港や街並み、さらには部屋の中などがやけに暗く感じるほど日本は明るくないでしょうか。

ヨーロッパやアメリカの街灯は橙色が多いですし、宿泊すれば部屋の明かりは間接照明がほとんど。自宅の照明とは違うと思いますが、ホテルであれば上から照らす明かりはシャンデリアくらいなのです。

それに比べると日本は、明るい街灯が街を日没前から夜明けまで照らし、深夜でもコンビニの照明は煌々とついています。さらに最近、ＬＥＤ照明が急速に普及していった結果、昼間のように明るい部屋で夜遅くまで過ごすという人も多いでしょう。

しかしこの明るさは、生き物にとって決して自然な状態ではありません。明るい空間に慣れているつもりでも、夜間の明るい照明環境は、現代人の体に着実にダメージとして積み重なっているのです。

明るい部屋が少子化を招く!?

ＬＥＤ照明や蛍光灯、そしてスマホ画面などの明るい光は、動物に強いストレスを与えます。交感神経が刺激され、脳の視床下部には、男性であれば男性ホルモン（テストステロン）、女性であれば女性ホルモン（エストロゲン）の分泌を抑えるよう信号が届けられます。さらには、パートナーとの絆を強くする作用があるオキシトシンの分泌まで抑制されてしまうというのです。

すると男女共に性欲が減退し、まず男性の場合は勃起障害が起こりやすくなります。また、パートナーを思う気持ちも薄れてしまいます。そうなればセックスレスとなってしまい、少子化は待ったなし。日本の人口減少の一因は日本があまりにも明るすぎるから……なのかもしれません。

そのようなことにならないためには、ホルモンの減退を防ぐために、部屋の明かりは間接照明を選んで、夜はやや暗い空間で過ごすことをおすすめします。

副交感神経が活発に働くことで、テストステロンやエストロゲン、オキシトシンがスムーズに分泌されるようになるでしょう。ストレスが減り、ホルモンの分泌が増える上、パートナーとの営みも増えるのではないでしょうか。

また、部屋を暗くすると、睡眠リズムを安定させるホルモンである「メラトニン」の分泌を増やせるというメリットもあります。このメラトニン、快眠効果以外にもさまざまな働きをする、非常に有用なホルモンです。

メラトニンには満腹ホルモンである「レプチン」の分泌を促して、食欲を抑える効果があります。肥満を予防できるのです。

また、エストロゲンの分泌量を適正にする働きもあります。エストロゲンは女性らしさを育むホルモンですが、増えすぎれば乳がんのリスクを高めてしまうため、メラトニンで調節してやる必要があるのです。

さらにメラトニンには高い抗酸化作用があり、卵子を保護して、妊娠する確率を高める効果も見込まれています。

部屋を暗くすることは、今すぐできる少子化対策なのではないでしょうか。

暗い部屋が少子化を防ぐ!?〜部屋を暗くするメリット〜

・ストレスが減少する。　・快眠できる。
・男性ホルモン、女性ホルモンの分泌量がアップ。同時に女性ホルモンの分泌量を適正にする。
・ホルモンの効果でパートナーとの絆が深まる。
・食欲を抑えて肥満を防ぐ。
・卵子の質を高め、保護する。

そこが危ない！男と女

射精する

男性であれば「セックスをすればそのゴールとして、必ず射精する」というのが常識だと、あなたは思っていませんか？

江戸時代の儒学者である貝原益軒は「養生訓」という健康法の指南書に、四十歳を過ぎた男性は、女性と交わった場合に「射精しないほうがよい」としています。それは現代医学においても正しいのでしょうか。

それを検証するためには、まず男性の性器が勃起し、射精するまでのメカニズムを簡単に説明します。

勃起は副交感神経の作用によって発生するもの。男性器の海綿体に大量の血液が流れ込むことで起こります。なぜ、普段は大量の血液が流れ込まないのかというと、男性器が緊張状態に保たれているから。血管が引き締められているからなのです。

その状態が性的な刺激を受けることでリラックスした状態になり、副交感神経が優位になります。すると神経や血管内に一酸化窒素が生成され、男性器の緊張を解く働きをして海綿体に血液が流れ込みます。

その後に起こる射精は交感神経の作用によって起こる現象です。性的興奮が頂点となった瞬間、前立腺や精のう、男性器周辺の筋肉や尿道括約筋などが一斉に緊張状態になり、その結果、精液は前立腺部から尿道口に押し出され、射精となるのです。

射精は緊張とリラックスのジェットコースター

普段、緊張状態にある男性器はリラックスすることで勃起し、再度、急激な緊張状態になることで射精する。簡単に言えばこれが射精のメカニズムです。

この「勃起」→「射精」という行為は、副交感神経と交感神経がまるでジェットコースターのような落差を持って行われるもの。つまり体にとっては強いストレスになってしまうのです。

もちろん、若く体力がある時期であれば、セックスの際に気にせず射精しても構わないでしょう。しかし四十歳を過ぎてからは、射精をすることなく体にかかるストレスを減らすという方法も覚えておいたほうがいいかもしれません。

ちなみに、日常生活で自覚することはまずありませんが、男性の生殖器はとても複雑な仕組みの上に成り立っています。たとえば、精のうに溜まった精子も膀胱に溜まった尿も、同じ尿道から排出されます。しかしこれらが混じりあうことはありません。

その理由は、射精時に膀胱の周辺にある筋肉が緊張状態になり、尿が排出されないように弁のような働きを行うからです。

また、勃起の際に男性器の筋肉の緊張を解くのは血液中に発生する一酸化窒素だと説明しましたが、これを発生させる役割を担っているのは男性ホルモンの一つ、テストステロンです。そのため、テストステロンが低下すると勃起しにくくなってしまうわけです。

それは避けたい！男と女

異性に尽くす

男性に尽くすタイプの女性と、男性を振り回すタイプの女性、どちらが男性からモテると思いますか？　明確な答えはもちろんありませんが、不思議と男性を振り回すワガママなタイプの女性のほうが、男性に人気が出やすいようです。

見た目だけでいえば決して美女というわけではないのに、何故か男性からのアプローチが多いというワガママな女性、あなたの周囲にもいませんか？

その理由のひとつとして考えられるのが、ストレスによって呼び起こされるホルモン、「ドーパミン」や「アドレナリン」の影響です。

男性はどちらかというと征服欲や独占欲が強い傾向にあります。ワガママな女性が出す無理難題を乗り越えようとするとき、男性はドーパミンやアドレナリンの力を得られます。

ドーパミンは快感を覚えた際に分泌されるホルモンの一種で、やる気を生み出す、ストレスを解消する、物事に対する意欲を高めるなどの作用があります。

一方、アドレナリンはストレスを感じた際に発生するホルモン。命を左右するような危機的状況で、全身の運動機能を高めたり、精神を集中させる働きがあります。アドレナリンが活発な状態が長時間続いた場合は体への負担もあるのですが、適度に放出されるのであれば身体機能をアップさせ「ワガママに応えるパワー」を生み出す効果があるのです。

ドーパミンとアドレナリンの負の一面

男女を問わず、パートナーの要求に応えたときはドーパミンが放出され、大きな達成感を味わいます。このドーパミンには依存性のようなものがあり、脳は「もう一度あの感覚を味わいたい！」と考えて、さらに要求に応えようとします。その結果、「もう、あの人無しではいられない……」などという麻薬状態になってしまうというのです。

このドーパミンの依存性は凄まじく、もちろんよい方向に働いた場合は日常生活のさまざまなシーンで役立ちます。たとえば仕事や勉強、運動などで「もっと頑張りたい」「もっと上手になりたい」という向上心の源になることもあります。

しかしこれが悪い方向に働いてしまった場合、恐ろしいことになってしまいます。たとえばギャンブルやアルコールなどの依存症、過食や買い物依存症は、ドーパミンが悪影響を与えてしまった結果、起こる場合がほとんどです。

また、相手に尽くさせることで、相手からの愛情をより多く得られるという理論は、心理学的にも検証されています。

社会心理学者のダリル・ベムが唱えた「自己知覚理論」によると、相手に尽くせば尽くすほど、自分自身が相手のことをどんどん好きだと思ってしまうのだそうです。

パートナーの要求に振り回されているとき、「自分はこの人のために頑張っている！だからこんな試練も乗り越えられた！ 自分はこの人のことをものすごく好きだから、こんな辛いことにも耐えられるんだ」というような思い込みをしてしまうというのです。

あなたがもし異性に尽くすのが好きなタイプだとしたら、「相手のために頑張って尽くす自分」に酔っていないか、客観的に一度自分を見つめ直してください。

また、困難や試練に立ち向かう際に分泌されるアドレナリンは、大きな行動力や活力を生み出しますが、過剰に分泌されると体に掛かる負担も相当なものです。相手に尽くそうとして頑張り過ぎてしまい、ふと気がつくとストレスや疲労でボロボロに……というケースは珍しくないのです。

一方的に尽くす関係ではなく、恋人とはお互いを尊重しあう関係を目指したいものです。

そこが危ない!男と女

健康意識のないままイクメンになる

育児休暇を取るなど、子育てに積極的な男性を指す「イクメン」という言葉、最近、世間ではかなり浸透しているようで、知らない人はいないくらいですね。厚生労働省による制度的なバックアップの甲斐もあり、多くの男性がイクメンを実施しているようです。

しかし、男女のホルモン的見地からいえば、本来、男性ホルモンの代表ともいうべきテストステロンは外に出掛けて狩猟を行うことに適しています。また、女性ホルモンの代表でもあるエストロゲンは、家で子育てを行うことに適しており、イクメンはホルモンのバランス的には、適しているとはいえないのです。

脳科学でも、男性と女性を比較した場合、育児に対しての対応力がまったく違うということがわかっています。とくに乳幼児の世話をする場合、さまざまなことに対し、女性のほうが素早く対応できることがわかっています。

もちろん男性が育児をすることを否定しているわけではありません。ただ、イクメンになる場合はあらかじめいくつかの注意が必要です。

その一つに長時間または長期にわたり男性が家事や育児を行うことによって、テストステロンの分泌が低下する傾向があげられます。

テストステロンが低下し、エストロゲンが体内に多く分泌されるようになれば、男性でも、精神的に育児をすることに適した状態になります。男性が子育てをするためには、それらは非常に都合のよい結果なのですが、男性機能の面から考えた場合、注意しなければならない状態といえます。

たとえばテストステロンの血中濃度が下がると、生殖機能が弱まってしまいます。また、やる気や男らしさが減退し、バイタリティが下がってしまうことがあげられます。

もし育児休暇をとった男性がまだ若ければ、一時的にテストステロン値が下がったとしても、そこまで心配する必要はないでしょう。しかし、三十五歳以上の男性が育児休暇をとった場合は、その後、なかなかテストステロンの分泌が戻らず、ＥＤやうつになってしまう恐れがあります。

また、イクメンになった結果、メタボや動脈硬化のリスクが高まる危険性も報告されています。それはテストステロンにメタボや動脈硬化の予防、筋肉量の維持などの働きがあるから。育児をするようになると子供の食べ残しを食べたり、スポーツをする機会が減ってしまったりしがちという点も、これらの症状に拍車をかけているのかもしれません。

イクメンを目指すのであれば、まずは何としてもテストステロンの分泌減少に歯止めをかけなければいけません。

テストステロンを多く分泌させるためには、タンパク質や亜鉛が豊富に含まれている食品を摂ることが大切です。砂糖や炭水化物は摂り過ぎないように気をつけましょう。

また、筋トレを行うのことも効果的。筋肉に刺激を与えると、テストステロンが分泌されやすくなります。子育ての合間をぬって筋肉を鍛え、男らしさを維持しましょう。

家族円満にはイクメンがいい⁉

ここまで読むと、「イクメンは男性にとって危険な行為なのでは？」と、不安になってしまう人もいるかもしれません。しかし、イクメンになることは家庭にとってプラスになることもあります。

それは、子どもと積極的に関わることで、オキシトシンというホルモンが分泌されることが要因です。

オキシトシンは出産時に多く分泌される女性ホルモンの一種で、陣痛を誘発させたり、母乳の分泌を促したりする役目があります。最近の研究で、このホルモンは男性にとっても無縁なものではなく、人間関係を構築するために一役買っていることがわかっています。

オキシトシンは、子どもやパートナーへの愛情を強める働きがあり、家族の絆を強く結びつけてくれる働きがあります。そのほか、ストレスを解消し、脳の疲労を癒やす作用もあります。

テストステロンの減少に気をつければ、イクメンになることはいいことづくめです。オキシトシンにはコミュニケーション能力を高める作用もあるため、育児休暇を終えて職場復帰した際に「以前よりさらにデキるビジネスマン」になることもあり得るのです。

オキシトシンの力をうまく活用しましょう。

イクメンのデメリットを覆すには？

イクメンになると テストステロンが減少する	▶	ED、うつ、メタボ、動脈硬化 などのリスクが高まる！

テストステロンを高めるためには？

・筋トレをする・砂糖や炭水化物を控える・恋をする

それは避けたい！男と女

フェロモンを信じる

異性を虜にするような魅力のある人を「あの人からはフェロモンが出ている」などと表現することがありますが、実際にそのような物質は存在するのでしょうか。

そもそも「フェロモンとホルモンは何が違うの？」なんて思われる方もいるかもしれませんね。フェロモンとホルモンは言葉としては似ていますが、まったく別のものといってもいいでしょう。

フェロモンとは、人間以外の動物の体内で作られ、体外に放出される物質です。これらは異性を惹きつけるために分泌されるほか、エサの発見報告をする、外敵の存在を仲間に知らせるなど、コミュニケーション用に使われたりします。ハチやアリなどの昆虫や猫や犬など、多くの動物がこのフェロモンを分泌していることが知られています。また、人間と同じ霊長類である猿も、フェロモンを分泌しています。

一方、ホルモンは人体内で分泌され、効果を発揮する物質です。それぞれのホルモンが別の役割を果たす鍵のようなもので、私たちの全身随所にあるレセプター（受容体）と呼ばれる鍵穴に届くことでさまざまな情報を受け取り、それぞれ効果を発揮するのです。体重のコントロールや睡眠のバランス、血圧や血糖値の変化、感情の変化など、ホルモンは人体のさまざまな生体機能をコントロールしているのです。

さて、肝心の人間にフェロモンが存在するかについてですが、じつは未だ決定的な存在証拠は発見されていません。

米国カリフォルニア大学の研究では「男性の汗の臭いを嗅いだ女性は性的に興奮し、心拍数が上昇する」という方向がなされたことがあります。それ以外にもさまざまな研究によって、男性の汗や精液、そして女性の尿には、それぞれフェロモンらしき物質が含まれているのではないかと考えられてきました。

その一方で、西オーストラリア大学動物生物学部、リー・シモンズ教授らの実験によると、これまでフェロモンの候補とされてきた物質に、そのような効果はないと指摘、報告されてるのです。

今後の研究調査次第では、新たに人間にもフェロモンがあると証明されるかもしれませんが、現状、科学的には不明です。

ですから、「男の汗にはフェロモンと同じ効果があるのではないか？」などと考えて、汗臭い状態で女性と接するような無粋な行為は避けておいたほうがよいでしょう。

匂いで異性を誘惑できる？

世間では「フェロモン入り香水」「フェロモンの分泌を促すサプリ」などの商品が販売されているようですが、現時点ではそのような謳い文句の商品は、眉唾ものと言わざるを得ません。しかし、異性を虜にするために、香りの効能を使うのはいい手段です。

米国のアラン・ハーシュ医学博士の実験結果によると、男性の八十四パーセントは「女性の香水を嗅ぐことで性的欲求が掻き立てられる」というのです。また、男性の二十七パーセントはフルーティな香りを、十八パーセントがフローラルな香りを好むのだそうです。

さらに博士らの研究によると、三十六パーセントの男性は初対面の女性や初デートの相手が自分好みの香りだった場合、そうでない場合と比べて強い魅力を感じたといいます。

ちなみにアラン・ハーシュ博士は女性が若く感じられる匂いについても実験を行っています。その結果、グレープフルーツの香りには女性を実年齢より五歳以上、若く感じさせる可能性があるとわかりました。ただし、何事もやり過ぎには注意が必要です。人はおよそ十五分で、匂いに対して慣れてしまうといわれています。そのため、香水をつけてしばらくしてから「もしかして香水が足りないかも？」などと考えて、香水をつけ直すのは避けた方がいいでしょう。

たとえ自分では気づかなくても、初対面の相手は強烈な匂いを感じてしまうかもしれません！

そこが危ない！男と女

パートナーがいない

ライフスタイルの多様化により、「あえて結婚をしない」という選択肢を選ぶ男女は少なくありません。もともと結婚を望んでいないという人もいれば、独身生活の自由さを満喫している人、もう今さら結婚をする年齢でもないからと諦め気味な人など、結婚を選ばない理由はさまざまでしょう。

しかし、医学的な観点から言えば、独身でいるよりも結婚をしたほうが健康長寿が実現できそうです。

国立社会保障・人口問題研究所の調査によると、四十歳のときの平均余命は、未婚男性が三十年、配偶者ありは、三十九年、死別の場合は三十五年、離別二十九年となっています。また、未婚の女性は三十七年、配偶者ありは四十五年、死別の場合は四十三年、離別四十年でした。

男女ともに未婚の人よりも配偶者がいるほうが八年も余命が長いのです。また、男性の場合は未婚のときよりも、離婚をした人のほうが短いというのも興味深いところです。

　このような調査が行われているのは日本だけではありません。米国のルイスヴィル大学やハーバード大学などでも調査が行われており、余命年数は多少異なるものの同様の結果が出ています。

　つまり独身者でいると、結婚している人よりも五～十年程度、寿命が短くなってしまうというのです。この結果は、どこの国の検証結果でも変わらないようです。

　では、結婚している人が独身の人と比べて長生きをするのは何故なのか。そこにはさまざまな理由が考えられます。

　たとえば食生活。一人暮らしの人は簡単なもので済ませてしまう傾向があり、一日三食ともレトルトやジャンクフードなど栄養バランスの悪いものというケースも珍しくありません。

　しかし、家族がふたり以上いる場合は、自炊で栄養バランスのいい食事を作るという場面が多くなるものです。また、長年連れ添っているパートナーであれば、些細な体調の変化などにも気づきやすいという点もあげられます。普段とは様子が違うので病院へ行くことを勧めたら、命に関わる重大な病気の初期症状だった……という話は珍しくありません。

　家族がいる人は、相手のことを考えて気遣ったり、お互いに健康面でのサポートをしたりという機会が増えるのです。

結婚生活でホルモンパワーが磨かれる

配偶者や恋人など、パートナーとの生活にはホルモン活性の点でもメリットがあります。八九ページで解説したオキシトシンは子どもと関わりあったときだけでなく、配偶者とのスキンシップによっても分泌されます。心身の疲労を癒やし、ストレスを緩和し、幸福感で満たしてくれる作用があります。

ストレスは蓄積されるとさまざまな病気の原因になる健康長寿の大敵です。夫婦間でのハグやボディータッチが多い人は、オキシトシンの効果で長寿を得られるのです。

オキシトシンが母性愛の中心となるホルモンだとすれば、父性愛を象徴するホルモンもあります。その名は「バソプレッシン」。多く分泌されるのは魅力的な異性を見ているときや、セックスをしているときです。

バソプレッシンは縄張りを守る本能を刺激し、妻子のために努力する原動力になります。浮気の防止にもつながるとされるホルモンで、バソプレッシンが遺伝的に少ない人は離婚率が高いという研究報告もあります。

バソプレッシンの作用はパートナーとの絆を深めるだけではありません。腎臓に働きかけて、血圧や体内の水分、浸透圧を調整する働きもあります。

腎臓は近年、人の寿命に関わる重要な臓器として注目されています。腎臓は全身を駆け巡る血液の成分を調整する要所です。夫婦仲がいい人は、バソプレッシンがしっかりと分泌され、健康長寿に関わる腎機能が正常に機能する可能性が高いといえるでしょう。

それは避けたい！男と女

涙を流さない

「男は女の涙に弱い」というよく耳にする言葉がありますが、どうやらそれは科学的にも正しいようです。

イスラエルのノアム・ソベル教授がこんな実験を行っています。

まず、感動的な映画を観た後で女性が流した涙を瓶に集めました。これとただの塩水を用意して個別に男性に嗅いでもらい、どのような影響があるかを調査したのです。

その結果、女性の涙の匂いを嗅いだときに、男性は女性に対して性的な魅力を感じなくなっていたというのです。このとき、男性ホルモンの代表格であるテストステロンの値が大幅に下がっていたといいます。また、この状態の男性の脳をMRIで検査したところ、性的刺激によって反応するはずの視床下部の働きが鈍化していました。

ということは、男性は、たとえ性的に興奮状態であったとしても、女性の涙の匂いを嗅げば一気に安静状態になるということなのです。

男性は女性の涙に影響され、攻撃性などが弱まり、冷静になるということがわかりました。これは、古来から女性が身を守るための手段であったものだと考えられます。

涙とホルモンの関係性

涙を流すことには、ほかにもさまざまな効果があります。たとえばよく「涙を流すとストレス解消になる」といわれていますが、これは科学的にも証明されている事実です。

感情が動かされることによって涙が流れると、「コルチゾール」や「プロラクチン」など体内に溜まったさまざまなストレスホルモンが一緒に流れ出るというのです。

コルチゾールは、朝目覚める際やストレスを感じた際に分泌されるホルモンです。交感神経を刺激し、脈拍や血圧を上げる働きをします。脂肪を分解するほか、免疫を抑制する作用もあります。

狩猟や闘争が当たり前の時代であれば、人間の身体能力を高めるために重要なホルモンでしたが、現代日本で感じるストレスは人間関係や仕事の悩みなど、長期的なものが多いといえます。ですから、現代人にとってはコルチゾールの過剰分泌は、不眠症やうつ病を引き起こすものになりかねません。

また、プロラクチンは母親が乳児に母乳を与えるとき、多く分泌されるホルモンです。乳腺を発達させる、産後の母体を守るなどの働きをします。男性にとっても性機能の発育をサポートする作用があります。

しかし、このプロラクチンが体内に過剰分泌されると、月経不順や不妊、無排卵月経などの原因になります。体内での分泌はバランスが重要なのです。

涙を流すことには、これらの過剰に分泌されたホルモンを排出し、体内のホルモンバランスを改善する効果があるのです。ストレスを感じたときは、泣ける映画を観るなどして思い切り涙を流すことが生体バランスを整えることにつながります。

涙を流してホルモンパワーを整える

・プロラクチンやコルチゾールなど、過剰に分泌されたホルモンを排出する。

・セロトニンやエンドルフィンなど、苦痛やストレスを和らげるホルモンを分泌させる。

・副交感神経を優位にさせ、体をリラックスさせる。

Part 2

今話題の健康常識
健康長寿のための
腸内環境と
生活習慣

健康長寿のための腸内環境と生活習慣

腸内フローラとは？

たとえ同じような生活をしていて、同じものを食べていたとしても、病気にかかりやすい人とそうでない人がいます。病気にかかりやすいかどうかを決める原因は遺伝的体質や環境などさまざまですが、個人の持つ免疫力によるところも大きいでしょう。実はこの免疫力のうち約七割は腸内環境が担っているのです。

人間の腸内に棲んでいる細菌の数は百兆を超えるといわれ、腸内細菌叢《そう》という集まりを構築しています。ここにいる腸内細菌たちは、共生と競争を繰り返しながらひとつの生態系を構築しているのです。その状態は複雑で、まるで指紋のように人それぞれ違います。

腸内細菌叢は細菌の種類ごとに腸壁でコロニーを形成し、まるで花畑のように広がっていることから「腸内フローラ」とも呼ばれています。

善玉菌、悪玉菌、日和見菌がひしめき合っている

腸内フローラを構成する腸内細菌を説明する際、善玉菌や悪玉菌といった分類をすることがあります。善玉菌はビフィズス菌や乳酸菌を代表とする、増えると健康維持につながるとされる細菌。悪玉菌は大腸菌やウェルシュ菌など、増えると体に害をなすとされる細菌をさしています。

しかし実際は単純に「善玉菌＝いい菌、悪玉菌＝悪い菌」とは言い切れません。善玉菌の中にはそれほど活発に働かず、健康効果が高くない菌もいます。また、悪玉菌とされるクロストリジウム属の菌の中には、大腸炎の抑制に役立つ種類もいると判明しています。もちろん、悪玉菌が腸内フローラで優位になると、腸の働きが悪くなる、免疫力が低下するなど、体への悪影響が起こりかねません。しかし悪玉菌もまた、腸内フローラを構成する大切な共生相手といえるのです。

また、この二種類に比べると耳馴染みのない方も多いかもしれませんが、腸内細菌の大多数を占めているのは日和見菌です。その呼び名が示す通り日和見主義的な性質を持つ菌

で、腸内で善玉菌が優位な場合は善玉菌を、悪玉菌が優位な場合は悪玉菌を助ける性質があります。

腸内フローラを構成する菌の理想的なバランスは、善玉菌、悪玉菌、日和見菌の割合が、それぞれ二対一対七であるとされています。このバランスが崩れて悪玉菌やそれに影響された日和見菌が活発になってしまうと、腸内細菌が出す有害物質が体に蓄積される、善玉菌の働きが阻害されて免疫力が低下するなど、体にとってさまざまな問題が生じるのです。

健康な腸はこんなに働いている

腸内フローラのバランスがいいとき、腸は私たちの体内ではどのような働きをしているかご存知でしょうか。腸は「消化器官」という枠に留まらない、さまざまな役目を果たしています。

腸は胃で溶かされた食物から栄養や水分を吸収しています。外界から入ってきたものを体内に取り込むゲートと言い換えてもいいでしょう。もしも腸を自由に素通りできてしまったら、ウイルスや病原菌、有害物質は、体に侵入し放題になってしまいます。

そのため、腸には厳重な防衛機構が備わっています。病原菌やウイルスを攻撃する免疫細胞の生産や貯蔵はここで行われていますし、異物への攻撃命令も腸で行われています。前述の通り、人体の免疫力のうち約七割は腸内環境が担っているというのはこのことです。また、下痢などで異物を追い出すのも、普段から腸内環境が整っていてこそ起こる防衛反応です。

また、腸は栄養を吸収するだけでなく、栄養を生み出す働きもしてます。ビタミンB2、B6、B12、K、パントテン酸、葉酸、ビオチンなどのビタミン類は、腸に届いた食物が腸内フローラの活躍で分解されることにより生み出されます。

また、食物繊維を消化して短鎖脂肪酸という健康物質を産生するのも腸の役目です。短鎖脂肪酸は免疫力の増加や肥満、糖尿病の予防、発がん予防などさまざまな健康効果が見込まれています。

腸にはたくさんの神経細胞が集まっており、「第二の脳」とも呼ばれています。事実、腸は、脳とは別の命令系統を持ち、消化や排泄などを独立して司っているということがわかってきています。

脳内でさまざまな働きをする神経伝達物質の中には、腸内で作られているものが少なくありません。意欲やモチベーションを司るドーパミンは、腸内細菌の助けがなければ生み出せません。幸せホルモンとも呼ばれ心身の安定をもたらすセロトニンの場合、その八割以上は腸内で生成されているのです。

うつ病の治療に使われる抗うつ剤（セロトニンの合成を高める）より、食事を改善して腸内環境を高めたほうが効果的なケースがあるともいわれています。

このように、腸は心身の健康を守るため八面六臂の活躍をしています。しかしそれは腸が健康であってこそ。腸内フローラの状態が整っていなければ、免疫機能はうまく働きませんし、幸せホルモンも減少してしまうのです。

がんを治す!?

腸内細菌のバランスがとれた健康的な腸内フローラの持ち主は、優れた免疫機能によって病気知らずで過ごせます。腸内細菌がもたらしてくれる健康効果について解説していきましょう。

がんは日本人の死因として最も多い病気です。そのため、がんに対して漠然と「かかったら命に関わる恐ろしい病気」というイメージをお持ちの方も少なくないでしょう。しかし、がん細胞そのものは決して恐ろしいものではありません。

がん細胞は細胞分裂の際に生じてしまうコピーエラーのようなもので、私たちの体内で毎日生まれているのです。新たに発生したがん細胞は、免疫機能によってすぐに処理されるため、免疫さえしっかりとしていれば問題にはならないはずなのです。

人体に備わっている免疫機能は、がんに対する天然の特効薬です。がん細胞への攻撃力を高めるには、体の免疫機能をしっかり働かせることが大切なのです。その鍵を握っているのが、腸内フローラというわけです。

また、腸内細菌の中には、有害物質を産出してがんを引き起こす危険性のあるものも存在します。その種の菌はかなり太りすぎている人の腸を好んで増えるといわれています。そういった菌に対抗する方法は決して難しくありません。食生活を変えて腸内環境を改善し、さらにダイエットをして肥満を解消すればいいのです。

腸が変われば花粉症対策にも

免疫機能は私たちの体を守ってくれる心強いしくみですが、ときに暴走して害をなすこともあります。花粉症やアトピー性皮膚炎などのアレルギー疾患は、体に入ってくる異物に対して免疫機能が過剰に反応した結果、体にまでダメージを負ってしまう病気です。

アレルギー疾患は症状も原因もさまざまですが、免疫機能を正しく働かせることで症状を軽減できるケースもあります。そのためには、人体最大の免疫器官である腸が健康でなければいけません。

腸内細菌のバランスが免疫機能に密接に関わっている理由、それは腸内細菌が免疫機能のブレーキ役になるからです。外部からの侵入者に対抗する重要な免疫機能に、二種類の免疫細胞があります。一つは攻撃を担当する「T細胞」、もう一つは攻撃を抑えるブレーキ役の「Tレグ細胞」です。Tレグ細胞の働きが滞り、T細胞ばかりが活発になるのは、アレルギー疾患の原因の一つです。

バランスのいい腸内フローラであれば、Tレグ細胞が過剰な免疫機能を抑えてくれるため、アレルギー疾患になりにくいのです。このTレグ細胞を増やすためには、腸内細菌が生み出す短鎖脂肪酸が必要になるのです。

腸内細菌の作る短鎖脂肪酸には、糖尿病(2型)を改善する効果も見込まれています。短鎖脂肪酸は腸に作用してインクレチンと呼ばれるホルモンを分泌させます。インクレチンは膵臓に働きかけ、インスリンを分泌させる効果があるのです。

また、人間の持つ免疫細胞にはマクロファージという白血球の仲間がいます。彼らは外部から入ってきた病原菌などを飲み込み、無力化する役割を果たしています。また、古くなった細胞を処理してくれるため、アンチエイジングに必要な存在でもあります。

近年は自然な環境の中にいる細菌が、このマクロファージを活性化させる物質を出しているのではないかという研究が進められています。

このように、腸はさまざまな病気や体の不調に関係しています。病気を防ぎ、健康長寿を実現する近道は、腸内フローラを満開にすることなのです。あなたもぜひ、日常生活を小さなことから改善して、素晴らしい腸内環境を手に入れましょう。

腸内環境が整うとどうなる?

- **免疫力が高まる**
  免疫細胞の約70%は腸で作られている。そのため、良好な腸内環境であれば免疫力は高まる。
- **病原菌や有害物質を排出する**
  口や鼻から侵入した病原菌や有害物質を、下痢などの防衛反応で体外へ排出する。
- **病気を予防する**
  ウイルスの侵入を防ぎ、インフルエンザや風邪などを予防する。糖尿病や肥満などの生活習慣病、がんや心筋梗塞、脳卒中も予防可能。
- **幸せホルモンを作る**
  幸せホルモンの異名を持つセロトニンを生成。ストレスやうつ病などを予防する。
- **ビタミンを合成する**
  健康に不可欠なビタミンB群、動脈硬化や骨粗しょう症を予防するビタミンKを合成する。

それは避けたい

パンが好き

朝食にはモチモチ食感のパンが欠かせないという方、多いのではありませんか？　でも、何気なく食べているパンが腸内環境を荒らす危険な食べ物だとしたらどうでしょう。

みなさんはグルテンという物質をご存知でしょうか。小麦や大麦、ライ麦などの穀類に含まれているタンパク質です。グルテンには粘性があり、パンや麺類などのモチモチ感はこの物質由来のものです。

食欲をそそる食感を生み出す立役者ではあるのですが、糖尿病やアレルギー、うつ病や認知症など体にとってさまざまな悪影響を及ぼす側面もあります。

粘性の強いグルテンの成分は、栄養素の分解や腸からの吸収を阻害し、消化不良を引き起こします。また、グルテンに対してとくに耐性のない人の場合は、腸の粘膜に大きなダメージを与える危険性があるのです。そうなれば腸内環境は悪化し、先ほど挙げたような症状を招いてしまうでしょう。

グルテンを避ける食生活を

グルテンのリスクを避ける一番の方法は一つだけ。グルテンをなるべく摂らない「グルテンフリー」な食生活を心がけることです。

グルテンはパンやパスタ、うどんやラーメンなどの小麦製品だけでなく、トマトケチャップやアイスクリーム、穀物酢などにも含まれていることがあります。小麦を使ったシリアルなどはヘルシーな印象もあるでしょう。食物繊維や栄養価から考えれば健康的といえそうですが、グルテンを視野に入れるなら避けたい食品です。

グルテンを避けながら、どうしてもパンや麺類を食べたいときは、米粉パンやそばを選んでみてはいかがでしょうか。比較的低カロリーなため、ダイエットにも適した主食です。

まったくグルテンを摂らない食生活は難しいかもしれません。それでも可能な限り、グルテンに意識を向けるようにしてください。

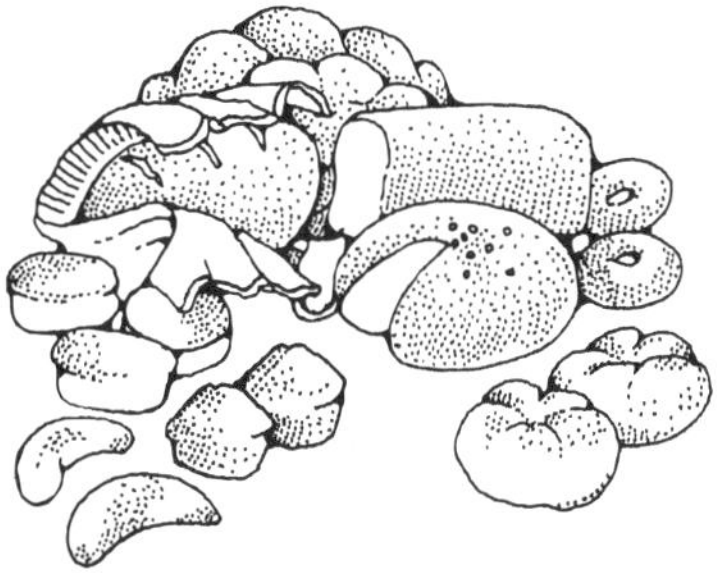

それは避けたい

味噌汁を飲まない

発酵食品は御存知の通りさまざまな菌の力によって生み出されます。食品に含まれる成分を、乳酸菌や麹菌などの微生物が分解することで、味や風味が豊かになり、さらにさまざまな健康成分が作られます。発酵食品は栄養価が非常に高く、腸内環境を善玉菌優位にする効果があります。

発酵食品はさまざまな国や地域で食べられていますが、なかでも日本は世界でも有数の発酵大国と呼べるほど、発酵食品が盛んに食べられています。日本は高温多湿で、発酵食品を作る菌たちが活躍しやすい環境なのです。

味噌やしょうゆ、みりん、酢などの調味料、漬け物やかつお節、納豆など、和食の献立では発酵食品が必ずといっていいほど登場します。

日本古来の発酵食品は、日本人の腸の常在菌と相性が良好です。豊かで健康的な腸内フローラを作るために、ぜひ有効活用しましょう。

味噌汁は健康にいい？ 悪い？

日本特有の発酵食品の多くは、味噌や納豆など大豆が由来となっています。大豆を使った発酵食品は抗酸化力が高く「がん予防になる」と考えられています。

また、一部の腸内細菌は、大豆に含まれているイソフラボンから、女性ホルモンに似た効果を強く発揮できるエクオールという成分を生み出します。この成分は前立腺がんや乳がんを予防する効果が期待されているのです。

とくに味噌は腸内細菌を活性化する麹菌や乳酸菌、酵母菌などさまざまな菌の協力によって作られており、健康効果は抜群です。

味噌に対して「塩分が多そうだから、高血圧や心臓病になりそう」といったイメージを持つ人は少なくないでしょう。しかし最近の研究では、味噌汁であれば、そこまで塩分を心配する必要はないという報告もあります。

味噌汁は塩分濃度が同じ食塩水よりも利尿作用が強く、水分と塩分が両方とも体外に排出されるため血圧が上昇しにくいのです。また、味噌汁の健康成分が血管の拡張を促進してくれるというデータもあります。

味噌を選ぶ際のポイントは、できるだけ手作りの味噌を使うこと。最近は保存料が使用され、生きた菌がほとんど含まれていない「味噌もどき」の食品も見かけるのでご注意ください。商品裏のラベルをチェックして原材料ができるだけシンプルな食品を選ぶようにしましょう。

たっぷりの野菜を具材にした味噌汁を食べて、腸内環境を活性化させましょう。

それは避けたい

魚ばかり食べる

「肉は体に悪そうだから、魚を食べたい」という、ヘルシー思考の方がいるかもしれません。しかし理想的な腸内フローラのためには、肉は積極的に食べて欲しい食材です。

そもそも人間の体はおよそ五十パーセントがタンパク質でできています。タンパク質は二十種類のアミノ酸からできていますが、その内、体内で合成することができない九種類は、食事から摂取しなければなりません。その九種類を必須アミノ酸といいます。

大豆製品などからも植物性タンパク質は摂取できますが、必須アミノ酸をバランスよく理想的に摂取できるのは肉なのです。

ただし何事もバランスが肝心です。肉は腸内で悪影響を及ぼす腐敗菌にとっても、栄養になってしまうからです。腐敗菌はアンモニアや硫化水素、スカトールなどの有害物質を大量に作ります。これらは体の老化やがん細胞の生成、血圧の乱れなど、さまざまな問題を招きます。

肉は週二回、魚は週五回が理想的

健康のために肉は必要ですが、食べ過ぎはよくありません。体と腸内環境のバランスを考えると、肉料理は週二回、魚料理は週五回が理想的です。

腸の消化能力を超えていないのであれば、たとえ肉厚なステーキを週に二回食べても、脂肪分を気にすることはありません。脂質は体を動かすエネルギーになるほか、神経組織や細胞膜、ホルモンの材料になる重要な栄養なのです。

ともすると悪役にされてしまう脂質が本当に問題を起こすのは、必要以上に摂り過ぎた場合です。余分な体脂肪になってしまったり、腸で有害物質を発生させてしまうのは、間違った脂肪の摂り方が原因なのです。

肉を食べる際は、一緒に抗酸化作用の強い野菜もたっぷり摂りましょう。キャベツは消化吸収の手助けもしてくれるため、おすすめです。

それは避けたい

ホカホカの白米が大好き

日本の主食といえば白米ですが、毎食白いご飯をおかわりするような食生活はとても危険です。精製された白米は糖質の固まり。肥満やメタボの原因になり、ひいては腸内環境の悪化を招きます。

白米よりもおすすめしたいのは、玄米や発芽玄米、雑穀米などです。白米と比べて、硬さや独特の臭いがあるため好みが分かれる食品ですが、栄養面では白米を遥かにしのぎます。

玄米は腸内細菌の餌となる食物繊維を、白米の六倍も含んでいます。また、毒素を体から排出するフィチン酸やビタミン、ミネラルなどを豊富に含んでいます。

白米は玄米から籾殻《もみがら》やぬかを取り除いたものです。米の表面に近いぬか部分には、糖質をエネルギーに変えるさまざまな健康成分が含まれています。

そして白米として残った内側の白い部分は、発芽のためのエネルギーとなる糖質がほとんど。白米は、玄米から重要な栄養素が削ぎ落とされてしまっているのです。

冷めた白米は腸にいい！

しかし白米は腸にとって絶対に避けたい食品……というわけではありません。食べ方を工夫することで、腸内の善玉菌を助けるサポート食品にできるのです。

その方法は簡単。炊きたての白米ではなく、冷ましてから食べるだけです。たったそれだけで、白米は善玉菌の働きをサポートする腸内フローラ満開食品に変化します。

白米の主成分であるデンプンは、水を加えて加熱することで消化吸収されやすくなります。それが冷めると「レジスタントスターチ」という、消化しにくいデンプンになります。

レジスタントスターチは食物繊維に近い働きをして、血糖値の急激な上昇を防ぎます。さらに腸内の善玉菌の餌となり、短鎖脂肪酸の原材料にもなります。

さらにレジスタントスターチは消化吸収されにくいため、カロリー摂取量は通常のデンプンの半分だといわれています。

白米を食べるなら炊きたてではなく、おにぎりにして冷ましたものをおすすめします。温めなおしてしまうと、せっかくのレジスタントスターチが、元の吸収されやすいデンプンに戻ってしまうので、注意してください。

それは避けたい

納豆を食べない

納豆はビタミンKやタンパク質が豊富で、ナットウキナーゼという血栓を溶かす酵素を含む、健康効果の高い食品です。納豆は腸内環境の改善にも役立ちます。

大豆を発酵させる立役者の納豆菌は、自然界に普遍的に存在する日和見菌の一種です。日和見菌は腸内細菌の最大勢力であり、腸内フローラを健康的なバランスにするためには無くてはならない存在。善玉菌を活性化させるだけでなく、日和見菌も増やしてあげなければ、腸内環境はよくならないのです。

納豆菌を始めとする日和見菌は、そのほとんどが土壌菌といい、土や枯れ草の中、空気中などさまざまな場所に存在しています。中でも納豆菌は過酷な環境に強いことで知られています。納豆の中の菌は、その多くが胃酸に負けず、生きたまま腸まで届くのです。

納豆菌はビフィズス菌を始めとする善玉菌と協力し合い、悪玉菌の増殖を抑えてくれます。また、善玉菌が増えやすい環境を整える役割も果たします。

ただし、納豆菌は腸内で働いてはくれるものの、腸の中に定住せず通過してしまいます。そのため、日頃から納豆を食べて、体内に摂り入れ続ける必要があります。

納豆は各種ビタミンや善玉菌の好物である食物繊維が豊富に含まれているため、腸のために、できれば毎日でも摂りたい食品なのです。

納豆パワーをさらにアップさせる方法

納豆菌は食べてすぐに効果が出るわけではありません。腸内活動が活発になるのは夜なので、それにタイミングを合わせるのがベストな食べ方です。朝食か昼食で食べるといいでしょう。

オクラやメカブ、もずくなどのネバネバ系食材と一緒に食べると、納豆の健康効果が高まります。そうすることで食物繊維も摂取できる上、コレステロールを抑える働きがあるのです。

納豆菌は酸に対しては強いものの、熱には弱いという性質があります。加熱せずにそのまま、あるいは少し温める程度で食べましょう。

納豆の食べ方のポイント	
食べる時間帯	朝食もしくは昼食
混ぜると効果がアップ	オクラ、メカブ、もずく、山芋、なめこ、モロヘイヤ、キムチ
食べ方	そのままもしくは少し温める。熱に弱いので、強火で炒めたり揚げたりするのは避ける

それは避けたい

いろいろなヨーグルトを食べる

乳酸菌やビフィズス菌がたっぷり含まれたヨーグルトは、善玉菌を取り入れられる食品の代表といったイメージがあります。たしかにこれらの菌には、悪玉菌を減らして腸内環境を整える効果があります。

ここ数年でパッケージに「生きたまま腸に届く」と書かれているヨーグルトをよく見かけるようになりましたし、整腸作用だけでなくインフルエンザの予防や免疫力の強化など、さまざまな効果を謳う商品が登場しています。

店頭には多種多様なヨーグルトが並んでいますが、気分によって毎日違うヨーグルトを食べるのはやめたほうがいいかもしれません。なぜなら、毎日変えていては、そこに含まれている乳酸菌の恩恵を得られないからです。

ヨーグルトの乳酸菌は死滅しても役に立つ

ヨーグルトに含まれている一般的な乳酸菌は、胃酸でその八十パーセント以上が死滅してしまいます。生きたまま腸に届いたわずかな乳酸菌たちも定住することはありません。ほとんどの場合、最終的には出て行ってしまうものなのです。

しかし、だからといって健康効果がないわけではありません。たとえ体内で死滅してしまった乳酸菌でも、腸管にはいい刺激を与えてくれます。また、善玉菌の餌となって腸内環境の改善に役立ってくれるのです。

また、腸で生きて働く種類の乳酸菌は、体の中を通過している間に腸内を酸性に傾けて悪玉菌が増殖しにくい環境にするなど、自らの役割を果たしてから去っていきます。

ではなぜ、毎日違う種類のヨーグルトを食べると意味が無いのかというと、そのヨーグルトが自分の腸内環境に合っているかどうかは、継続的に摂取してみないとわからないからです。

私たちはひとりひとりが違う腸内フローラを持っており、常在菌のバランスが違います。そのため、ヨーグルト

ヨーグルトに含まれる菌の種類

乳酸菌シロタ株	整腸作用、免疫力強化、大腸ガン予防
ガセリ菌	整腸作用、内臓脂肪の蓄積抑制、ピロリ菌抑制
クレモリス菌	整腸作用、糖尿病予防、コレステロール抑制、免疫強化
LG21菌	整腸作用、胃粘膜改善、ピロリ菌抑制
ラブレ菌	整腸作用、免疫力強化、コレステロール抑制
サーモフィラス菌	整腸作用、美肌効果、インフルエンザ予防

を食べるなら、自分の常在菌と相性がいいものを選んだほうがいいでしょう。

ためしに一種類のヨーグルトを二週間ほど食べ続けてみてください。その結果便通がよくなる、疲れにくくなる、肌ツヤがよくなるなど体調にプラスの変化があった場合は、それがあなたに合ったヨーグルトだということです。

それは避けたい

食品添加物を気にしない

腸内環境を考えるのであれば、食品を購入するときただ漫然と選ぶのは危険です。食品添加物や遺伝子組み換え食品について目を向けてみてください。

市販されている加工食品には食品添加物が使われています。保存料や着色料、甘味料に香料、さらに安定剤や酸化防止剤などさまざま。いずれも厚生労働省によって危険性がないとされているものです。しかし、これらは体にまったく影響がないわけではありません。腸内環境に少しずつ悪影響を及ぼしていくのです。

たとえば、保存料には細菌の繁殖を抑えて食品の腐敗を防ぐ効果があります。しかしこれは、腸内細菌に対しても少なからず働きかけてしまい、善玉菌にまでダメージを与えることになりかねないのです。

たとえ一つの食品に含まれている添加物の影響が僅かだとしても、いくつもの食品から何種類もの食品添加物を、毎日のように摂り入れてしまえば、その影響は大きく現れることでしょう。

遺伝子組み換えは本当に大丈夫?

食品の表記では、遺伝子組み換え作物を使用していないかにも注目してください。

遺伝子組み換え作物とは、除草剤や害虫、病気に対しての耐性や、低温や高温、乾燥など厳しい環境への耐性を、遺伝子的に操作して付与した農作物。これらは細菌やウイルスなどほかの生物のDNAを使い、自然界ではありえない方法で人工的に作られたものです。日本では大豆、ジャガイモ、トウモロコシ、パパイヤなど厚生労働省に安全性を認められた遺伝子組み換え作物、品種が市場に出回っています。

しかし食品添加物と同様に、腸内環境へのリスクはゼロとは言い切れません。

たとえば、特殊なタンパク質を含み、害虫の消化管を破壊して虫害を防ぐよう改良されたトウモロコシがあります。これは人間の胃には影響を与えないとされていましたが、近年「人の腸粘膜も破壊する」という研究論文が発表され、安全性が疑問視されています。

また、特定の除草剤に耐性を持たせた作物の場合、作物そのものだけでなく、大量に使われる除草剤も悪影響を及ぼします。除草剤の成分が腸内細菌の活動を阻害するのです。

現代の日常生活で、食品添加物や遺伝子組み換え作物を完全に避けることは難しいかもしれません。しかし可能な限りこれらを避け、天然かつ手作りの食品を選びたいものです。


遺伝子組み換え食品が原材料に使われている可能性のある食品

畜産品（飼料として）
肉、卵、牛乳、乳製品
油
サラダ油、植物油、マーガリン、ショートニング、マヨネーズ
甘味料
コーンシロップ、ブドウ糖、果糖、みりん
その他
醤油、コーンフレーク、醸造用アルコール

※上記の原材料が使用されていない商品もあります。

それは避けたい

カットフルーツが好き

果物は糖分がたっぷり含まれているため、敬遠される方も少なくありません。しかし、果物は腸内フローラにプラスの影響を与えてくれる嬉しい食品なのです。

ただし、食べ方には少しご注意を。皮などを取り除いたカットフルーツでは、果物に含まれている食物繊維を減らすことになってしまうからです。

食物繊維は腸に刺激を与えてぜん動運動を促し、便通をよくすることが知られています。体内の酵素では消化されないため、ほとんど人間のエネルギーにはなりませんが、腸内細菌にとっては重要な栄養源です。

食物繊維には二種類あり、どちらも人体にとって重要な働きをしてくれます。海藻類に多く含まれる水溶性食物繊維は水に溶ける性質があり、糖質や脂質を包み込んで排出しやすくします。根菜類に多く含まれる不溶性食物繊維は、排便を促進する作用があります。

理想的なバランスは水溶性が一に対して不溶性を二。たとえば、不溶性食物繊維に偏ってしまうと便が硬くなりやすく、腸内環境が悪化してしまう恐れがあるので気をつけてください。

果物で腸内環境を健康に

果物には腸内細菌を元気にする食物繊維が豊富に含まれています。りんごや柑橘類などに多く含まれているペクチンは水溶性食物繊維の一種。果物をジャムにするとき、とろみが出るのは、ペクチンのゲル化作用のおかげです。

このペクチンは皮の部分に多く含まれています。そのため、カットフルーツはせっかくのペクチンを捨ててしまっているようなものなのです。

腸内環境のためには、安全な有機栽培の果物を、皮ごとジューサーにかけてスムージーにすることをおすすめします。

果物の中でとくに食物繊維が多い果物はキウイです。キウイには不溶性食物繊維と水溶性食物繊維がバランスよく含まれています。平均的な日本人の食生活は食物繊維が不足しがちですが、一日にキウイを一、二個食べることで不足分を補えるといわれています。

また、キウイは便秘型の過敏性腸症候群（ＩＢＳ－Ｃ）に対して改善作用があるという研究結果もあります。

それは避けたい

バターよりマーガリン

植物性の油を使っているマーガリンやショートニングに、バターよりもヘルシーというイメージを持っている方は多いかもしれません。これらの油はスナック菓子やケーキ、フライドポテトや菓子パンなど、市販されている食品の多くで使用されています。

しかし、マーガリンやショートニングにはトランス脂肪酸という物質が含まれており、腸にとっては「バターよりもヘルシー」とは言い難いのです。

トランス脂肪酸には非常に分解されにくい性質があります。そのため「食べるプラスチック」という恐ろしい異名もあるほど。マーガリンを使った食品を食べると、腸に大きな負担がかかってしまいます。

また、トランス脂肪酸には悪玉コレステロールを増やし、善玉コレステロールを減らしてしまう作用があります。そのため、心疾患のリスクを高める恐れがあるのです。

世界保健機関（WHO）はトランス脂肪酸の摂取量を抑えるよう勧告しており、アメリカやカナダ、デンマークなどの諸外国では、トランス脂肪酸の規制や表示義務などさまざまな対応を行っています。

しかし日本には、トランス脂肪酸の表示義務や含有量に関する基準値はありません。トランス脂肪酸を摂らないように、自分の判断で行動する必要があるのです。

リーキーガット症候群の原因に

トランス脂肪酸はリーキーガット症候群の原因の一つとも考えられています。リーキーガット症候群は、腸の粘膜が弱くなり穴が開いてしまうことで本来は腸のバリア機能によって防がれているはずの毒素や細菌が体内に吸収されてしまう疾患です。

リーキーガット症候群にかかると、アレルギーなど免疫に関わる病気や過敏性腸症候群など、さまざまな症状が現れてしまいます。

リーキーガット症候群を防ぐためには、トランス脂肪酸の摂取を避けて腸への負担を減らすことが大切です。同時に野菜や発酵食品をたっぷりと摂り、腸内フローラのバランスを整えるといいでしょう。

世界のトランス脂肪酸の取り組み	
含有量の規制措置を実施している国、地域	デンマーク、ニューヨーク市、カリフォルニア州、スイス、オーストリア、カナダ、シンガポール、米国
含有量の表示を義務付けしている国、地域	韓国、中国、台湾、香港
自主的に低減措置をしている国、地域	EU、英国、フランス、オーストラリア、ニュージーランド

参考：農林水産省「トランス脂肪酸に関する各国・地域の取組」(2018・1)

それは避けたい

ニンニクは苦手

ニンニクは匂いが強くてクセが強い食材。普段から食べないように注意している人もいるほどです。しかしあの香りがニンニクの健康パワーを支えているのです。

ニンニクの香り成分であるアリシンには強い抗酸化作用があり、腸内細菌の大敵である活性酸素を除去できます。

また、アリシンは加熱や油脂に溶けることによってさまざまな健康物質に変化します。その中の一つ、ジアリルトリスルフィド（ＤＡＴＳ）という物質はがん細胞の抑制効果が期待できます。疲労回復効果や血栓を溶かす作用、免疫細胞を活性化させる作用など、ニンニクの持つ健康効果はさまざま。ニンニクは油を使った料理と相性抜群ですが、健康面でも理に適っているのです。

アリシンやアリシン由来の物質は非常に高い抗菌力もあります。ジアリルトリスルフィドは細菌やカビなどの微生物の成長を阻害し、まるで抗生物質のように働きます。

またアリシンには、胃腸の働きを活発にして消化不良や便秘を改善する効果がありま す。食欲を増進すると同時に、タンパク質を分解して消化吸収を助ける働きもあるなど、ニンニクは腸に効くスーパーフードと言えるでしょう。

ニンニクは腸内細菌まで殺してしまう？

ニンニクは刺激物のため、健康にいいからといって食べ過ぎは逆効果です。アリシンを摂りすぎると、胃壁など消化管の粘膜を傷つけてしまう恐れがあります。

また、非常に強力な抗菌作用を持つニンニクは、場合によっては腸内細菌にもダメージを与えてしまいます。生のままで大量に食べた場合、腸内フローラは多大な影響を受けてしまうでしょう。

ただし、アリシンは腸内細菌にとって悪者というわけではありません。アリシンにはビフィズス菌を活性化させる働きがあります。また、ニンニクに含まれているオリゴ糖は善玉菌の餌になります。

ニンニクは食べ方次第で、腸内細菌をいい方向に導いてくれるのです。腸内環境のためには、熱したニンニクを一日に二、三片食べるのが適量でしょう。

それは避けたい
アイスクリーム大好き

アイスクリームや炭酸飲料、ドレッシングなどさまざまな食品に添加されている乳化剤。これがどんな働きをしているものかご存知でしょうか。

乳化剤は水と油のように、混ざりにくい物質を混ざりやすくするため、使用されています。この働きだけに着目すれば、シャンプーに含まれている界面活性剤も同じです。どちらも物質の表面（界面）の性質を変えて、混ざりやすくしているのです。

食品に添加されている乳化剤は、比較的安全性が高い物質だといわれていました。しかし、アメリカ・ジョージア州立大学が行った実験によって乳化剤の安全性が疑問視されつつあります。

マウスの飲水に、乳化剤として広く使われている「カルボキシメチルセルロース」と「ポリソルベート80」を少量加え、普通の飲水を与えたマウスと比較しました。

その結果、乳化剤を与えられたマウスは腸内の粘膜が破壊されて、腸炎やメタボリックシンドローム、糖尿病予備群の症状が現れたというのです。

また、腸炎を起こしやすいマウスに乳化剤入りの飲水を与えると、腸炎の発症が早まり、潰瘍性大腸炎を引き起こしてしまったのです。

乳化剤は腸内フローラを破壊する

この実験では、乳化剤と腸内細菌の関係についても調べています。腸内細菌のいない無菌マウスに乳化剤を与えたところ、とくに変化は現れませんでした。

しかしその後、この無菌マウスに腸内細菌を移植したところ、腸内の粘膜が破壊されてしまったのです。つまり、乳化剤は腸内細菌に働きかけて、さまざまな症状を起こすということです。

クローン病や潰瘍性大腸炎などの腸炎、メタボリックシンドロームや糖尿病などの諸疾患は、二十世紀に入ってから目立つようになりました。乳化剤と添加物による腸内フローラへの悪影響は、恐らくおおきいのでしょう。

戦後、日本人の食生活は大きく変化しました。食の欧米化に加えて、加工食品を食べるようになった結果、日本人の大便の量はほぼ半分になったといわれています。

人の大便のうち、半分は腸内細菌やその死骸です。腸内細菌の総量が減ったことで、便の量が少なくなってしまったのだと考えられます。

また、多くの人を悩ませる便秘は、食物繊維の摂取量が減ったこと、そして添加物の摂取が原因であるといわれています。

可能な限り添加物を避け、自然に近い食品を選ぶことであなたの腸内環境を守ってください。

それは避けたい

オリーブオイルしか使わない

脂質は人体にとって必要な栄養素です。適切な摂り方をすることで、腸内環境にいい影響を与えるでしょう。

脂肪酸は常温で固体の「飽和脂肪酸」と、常温で液体の「不飽和脂肪酸」に分類できます。飽和脂肪酸は主に動物性の油に、不飽和脂肪酸は主に植物性の油に多く含まれています。腸内環境にとくにいい影響をあたえるのは「不飽和脂肪酸」です。

不飽和脂肪酸は健康効果が高く、高血圧や動脈硬化の予防、アトピーや生理痛の改善などが期待できます。不飽和脂肪酸はさらに、オメガ3系、オメガ6系、オメガ9系脂肪酸に分類できます。

オリーブオイルは健康にいいオメガ9系脂肪酸の一種ですが、ほかにも是非、摂っていただきたい油があります。

腸に嬉しいオメガ3系、オメガ9系脂肪酸

「オメガ3系脂肪酸」は中性脂肪やコレステロールを下げる効果があります。腸の炎症やアレルギー、がんなどを抑制し、動脈硬化や心筋梗塞を予防する作用もあります。また、ダイエットや美肌、脳のアンチエイジング効果なども見込めます。

代表格は亜麻仁油やエゴマ油に含まれるαリノレン酸。くるみや豆類にも多く含まれています。青魚に含まれるエイコサペンタエン酸（ＥＰＡ）やドコサヘキサエン酸（ＤＨＡ）もオメガ3系脂肪酸です。

「オメガ9系脂肪酸」は腸のぜん動運動を促進して便秘を改善できるほか、血中の善玉コレステロール量はそのまま、悪玉コレステロールを減らす効果が見込めます。

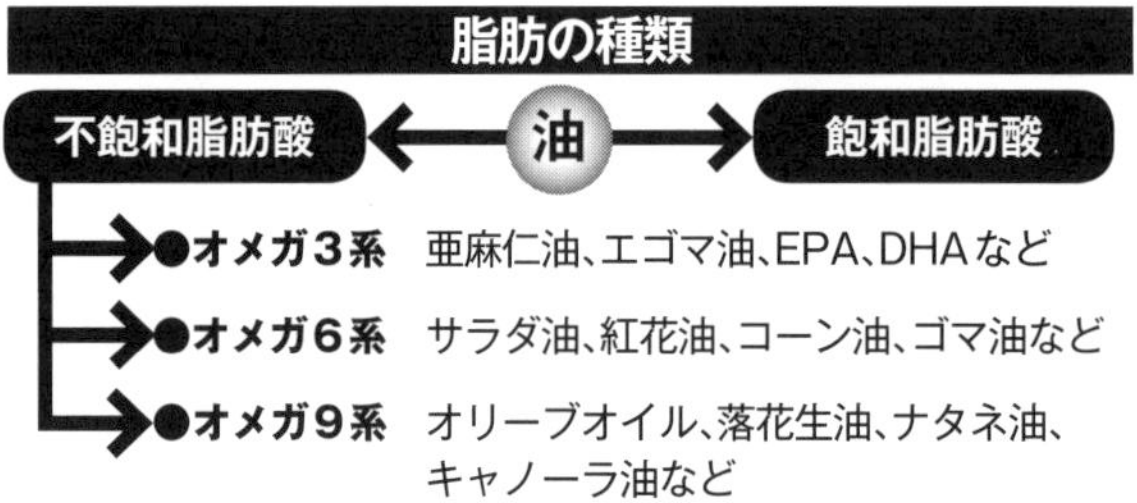

代表的なものはオレイン酸。オリーブオイル以外では落花生油、ナタネ油に含まれています。

不飽和脂肪酸の中で、注意が必要なものが「オメガ6系脂肪酸」です。サラダ油、紅花油、コーン油などに含まれるリノール酸が代表的。血液をサラサラする効果があるのですが、摂りすぎると細胞の炎症を招き、アレルギーや心臓疾患のリスクを上げてしまう恐れがあるのです。

油と聞くとすぐさま、健康に対して悪影響があるのではないかと懸念を抱く人は少なくありません。中にはオリーブオイルしか使わないどころか、油そのものを徹底して避けるという人もいるのではないでしょうか。

しかし油は種類や選び方、摂り方によって健康のために活用できるのです。

現代人は食生活の乱れや多大なストレス、睡眠不足などによって、腸が炎症を起こしがちであったり、血液中の悪玉コレステロールが増えがちであったりします。

これらの問題に対処するためにも、体にいい不飽和脂肪酸をバランスよく摂取するべきでしょう。

それは避けたい

サプリメントに頼る

腸にいい成分や物質を手軽に補給する方法として、乳酸菌サプリメントという選択肢を選ぶ人は少なくありません。確かに腸内フローラのためになるサプリメントはあるのですが、単純に「乳酸菌のサプリメントを摂れば腸にいい」というわけではないという点は気をつけなければいけません。

たとえば「生きたまま乳酸菌を腸に届けられる」などと謳うサプリメントは、ヨーグルトなどの乳製品よりも効率よく腸内細菌をサポートできるように思えます。

しかし乳酸菌を使用した商品は、多くの場合フリーズドライ加工されており、乳酸菌は仮死状態です。摂り入れた乳酸菌の全てが、腸内で再び動き出すという確証はないのです。生きたままの乳酸菌を届けるのであれば、ヨーグルトの方が効果的でしょう。また、一一八ページで解説しているように、乳酸菌は生きたままでなくても腸内環境をよくしてくれます。

それに腸内フローラは人それぞれ違うため、「これさえ飲んでいれば誰でも腸が元気になる」という乳酸菌サプリメントがあるとは考えられません。腸の健康のためにはサプリメントに頼りきらず、食物繊維や発酵食品などをバランスよく摂るようにしてください。

腸の健康を補助するサプリメント

サプリメントを摂ることそのものに意味がないのではありません。あくまでも腸内環境を補助するものだと考えるのであれば、ウコン、ＤＨＡ、ビタミンＤの三種のサプリメントが有効です。

「ウコン」に含まれるクルクミンには、腸内環境を整えて免疫力をアップさせる効果があります。また、肝臓の機能を高めて、悪玉菌が作り出す毒素を分解しやすくする作用もあります。ウコンが排出された後も、クルクミンは腸で吸収されて肝臓に運ばれ、循環しながら何度も効果を発揮することがわかっています。

魚の油に含まれるオメガ3系脂肪酸、「ＤＨＡ」には、腸の粘膜の炎症を抑える効果があります。また、大腸がんや乳がん、肺がんなどの発生を予防する働きがあります。

「ビタミンＤ」は最近の研究によって、免疫機能や腸内フローラのバランスを良好にすることがわかってきました。ビタミンＤの吸収効率自体も、腸内環境に左右されやすいという研究結果もあります。良好な腸内フローラの腸は、よりビタミンＤを吸収しやすいのです。

ビタミンDは食事などで摂取する他、紫外線を浴びることで、体内で合成することができます。紫外線の浴び過ぎは皮膚疾患のリスクを高める行為ですが、適度な日光浴は腸にはいいようです。

それは避けたい

殺虫剤を使う

現代人は身の回りをとにかく清潔にしたいと考えがちです。しかし、除菌スプレーや消毒液、殺虫剤などを濫用し、無菌に近い状態をよしとする生活は人間の健康を損ねてしまう危険な習慣なのです。

人間の体に存在する微生物は腸内細菌だけではありません。皮膚や口腔、鼻孔の粘膜など、全身に膨大な数の細菌が棲んでいます。彼らは常在菌といい、外部から侵入する病原菌を排除し、健康を守ってくれているのです。

人間と常在菌は共生関係にあるのですが、人間は除菌や殺菌に躍起になるあまり、ときに常在菌が育つ可能性を摘み、挙句の果てに常在菌まで攻撃してしまうことがあります。

皮膚や腸内の常在菌が減ってしまうと、そこに病気の原因となる細菌やカビが繁殖する隙ができてしまいます。

除菌スプレーが体に害をなす!?

除菌スプレーは手軽で便利ですが、濫用は危険です。

病原性の菌に対して除菌スプレーを使った結果、耐性を身につけて菌が強くなってしまったというケースがあります。

また、除菌消臭スプレーなどに含まれている第四級アンモニウム塩という物質は強力な殺菌作用を持っているのですが、人体に対して皮膚や呼吸器、胃腸の炎症を招く有害な物質でもあります。

これらの物質は成分表では「除菌成分（有機系）」などと曖昧な表記をされていることが多く、知らず知らずのうちに健康被害のリスクを高めている可能性があります。

人間の健康は元気な常在菌たちがあってこそです。必要以上に除菌スプレーや殺虫剤を使い「菌がいない＝体にいい」という考えを持つのは、改めたほうがいいのではないでしょうか。

それは避けたい

人工甘味料を多く摂る

砂糖の代わりに人工甘味料を使った菓子や清涼飲料水は、糖質やカロリーを気にする人にとって強い味方のように思われてきました。しかし事実はそうではないようです。

イスラエル・ワイツマン科学研究所が、人工甘味料を多く摂取する人とそうでない人を対象に調査を行いました。

その結果、人工甘味料を多く摂取する人は、体重の増加率や血糖値など、糖尿病に関係する数値が高いことが確認されました。

さらに詳しく調査すると、人工甘味料の摂取量と、代謝に関わる腸内細菌のバランスに関連が見られました。人工甘味料は腸内フローラに影響を与えて、肥満や糖尿病を招くと考えられるのです。

また、アメリカ・シカゴ大学による別の研究報告においても、世界中で広く使われている人工甘味料（サッカリン、アスパルテーム、スクラロース）が腸内フローラに影響を与えて、肥満傾向や耐糖能異常傾向などを起こす可能性があると指摘されています。

健康のためなら自然なものを摂り入れて

腸内細菌の影響以外にも、人工甘味料には問題点があります。

人工甘味料は砂糖よりも強烈な甘さを持っているため、人工甘味料を摂り過ぎると甘みに対しての感受性が下がるといわれています。その結果、甘いものを食べても物足りなさを感じてしまい、糖分の摂取量が増えてしまう恐れがあるのです。

また、糖分を摂ると膵臓からインスリンというホルモンが分泌され、血液中の糖を細胞に取り込むことが知られています。実は人工甘味料を摂取した場合も、糖分を摂ったときと同様にインスリンが分泌されるのです。

膵臓が疲労してインスリンの分泌が減ると血糖値が下がりにくくなり、糖尿病になってしまいます。また、インスリンは脂肪細胞にエネルギーを溜め込む役割も果たしているた

主な人工甘味料	
サッカリン	甘さは砂糖の500倍
アスパルテーム	甘さは砂糖の約200倍
スクラロース	甘さは砂糖の600倍
アセスルファムカリウム	甘さは砂糖の約200倍
キシリトール	甘さは砂糖の約0.6倍
ネオテーム	甘さは砂糖の約10,000倍
アドバンテーム	甘さは砂糖の約20,000～40,000倍

め、過剰に分泌されると肥満を招いてしまいます。

健康に気を使って人工甘味料入りの食品を食べたせいで、メタボや腸炎になってしまったのでは意味がありません。自然な素材を使った食品を選ぶようにしましょう。

それは避けたい
便秘よりも下痢がマシ

近年は便秘に悩む人が男女共に増えています。食生活の欧米化や食物繊維の摂取不足によって、腸内フローラが理想的なバランスでないことが要因の一つと考えられます。

だからといって、お腹を下してしまうほうがいいというわけではありません。「もしかすると悪い腸内フローラをリセットできるのでは?」と考えてしまう方がいるかもしれませんが、それは間違いです。

腸の水分吸収能力が落ちる、ぜん動運動が高まり過ぎるなどの異常によって下痢は起こります。このとき多くの場合、腸内では悪玉菌が優位になっています。

水状の便は腸内のものを洪水のように押し流しますが、どれだけ便が流れ出ても常在菌が流れ出てしまうことはありません。

腸の内側には薄い粘液層があります。常在菌はここに隠れているため、便と一緒には排出されないのです。

常在菌として人体に選ばれた腸内細菌は、免疫抗体によってこの粘液層に隠れることを許されます。常在菌以外の外部から入った菌が腸内に定着しにくいのは、免疫によって阻まれるためです。

腸内環境を整えて下痢を改善

下痢になった場合、まず注意すべきは脱水症状です。水分をたっぷり摂りましょう。食事を取る際は少量の食べ物を、少しずつ食べるようにしてください。おすすめは野菜がたっぷりはいったお味噌汁です。

腸内環境を改善し善玉菌優位の状態にすることは、下痢の改善だけでなく予防にもつながります。悪玉菌によって引き起こされる下痢は大抵の場合、腸内環境の安定と共に数日で治まるでしょう。

下痢の状態が慢性的に続く場合は何か別の原因が考えられます。病院で医師の診断を受けてください。

[常在菌－粘液層は腸内細菌の隠れ家]

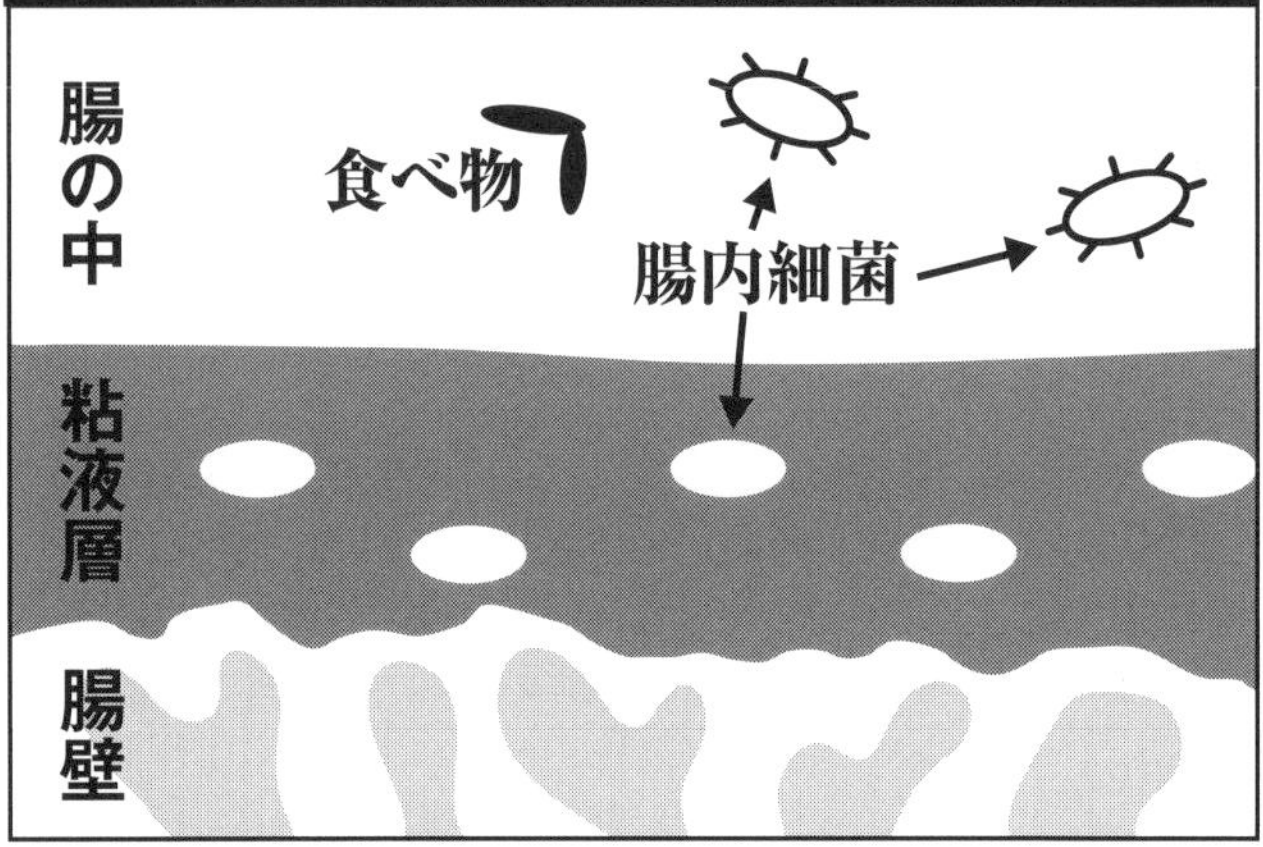

常在菌として宿主の遺伝子に選ばれた腸内細菌は、粘液層に隠れられるため、たとえ下痢になってもすべてが流れ出てしまうことはありません。そうでない菌は免疫機能によって阻まれるため、体内に留まりにくいのです。

Part 2

今話題の健康常識

ダイエットのウソホント

それは避けたい

目標体重を決める！

ダイエットする前に、まずはダイエットに関する誤った知識を捨て去って、あなたのダイエット知識をシェイプアップしましょう。

たとえば、「両親が太っているから、遺伝的に自分が太ってしまうのは仕方がない」などと考えている人はいませんか？

しかし、肥満の原因が遺伝によるケースはほんの二十五パーセント程度です。残りの七十五パーセントは、自分自身の食生活、運動習慣などの生活スタイルによる結果として太りすぎてしまっています。

また、間違ったダイエット方法を続けることで、体調を崩してしまうこともあります。一時期ブームになった長時間の半身浴には、ダイエット効果はほとんどありません。全身から水分が足りなくなって、肌荒れや乾燥肌を招いてしまいます。

これらのダイエット知識と同様、当たり前のように行われているのが「目標体重を決める」という考え方。あと五キロは痩せたい、四十キロ台になりたいなど、標準体重を無視して理想の目標体重を追いかけるのは避けましょう。減量の目標が高すぎて挫折してしまったり、無理をして体調を崩してしまったりするリスクが高いのです。

目標を決めるのであれば、自分の現在の体重から五パーセント減らすことを目標にしてください。この五パーセントという数字が、生活習慣病の危険性が高い「内臓脂肪型肥満」になるかどうかを分ける瀬戸際なのです。

肥満は皮下脂肪型肥満と内臓脂肪型肥満に分類できます。皮下脂肪型肥満は皮下組織に脂肪が蓄積するタイプで、主にお尻や太ももなど下半身のボリュームが増えます。とくに女性に多く、「洋ナシ型肥満」とも呼ばれます。皮下脂肪は落としにくいのが難点ですが、生活習慣病の原因になることはほとんどありません。

まずは五パーセント減らして内臓脂肪型肥満を解消

内臓脂肪型肥満は、腹腔内など内臓の周辺に脂肪が蓄積するタイプで、ウエスト周りがぽっこりすることから「リンゴ型肥満」とも呼ばれます。とくに男性に多く、メタボリックシンドロームの危険性が高いため注意が必要です。

また、ＢＭＩ（二七ページ参照）の数値上は肥満と判定されないものの、内臓脂肪が溜まってしまっているケースもあり、その場合は俗に「隠れ肥満症」と呼ばれます。

内臓脂肪型肥満の判定方法は、腹部をCTスキャンで検査してその断面の脂肪面積を調べるというもの。これが百平方センチメートルを超えてしまった場合、内臓脂肪型肥満と判定されます。

そして内臓脂肪型肥満と判定されてしまった人の多くは、体重が五パーセント減ることで、腹部の脂肪面積が百平方センチメートル以下になるといわれています。

そこまで脂肪面積を減らすことができれば、血糖の状態や中性脂肪、コレステロール値を基準値以内に収めることができます。

内臓脂肪型肥満と皮下脂肪型肥満の比較

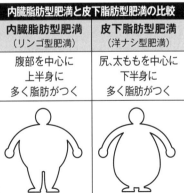

内臓脂肪型肥満（リンゴ型肥満）	皮下脂肪型肥満（洋ナシ型肥満）
腹部を中心に上半身に多く脂肪がつく	尻、太ももを中心に下半身に多く脂肪がつく

内臓脂肪型肥満に加えて高血糖や高血圧、高中性脂肪血症など複数の症状が現れていた場合はメタボリックシンドロームです。糖尿病や動脈硬化などのリスクが高く、心筋梗塞や脳卒中など命に関わる病気のリスクが増加してしまいます。

目標体重を決めた結果、それがプレッシャーとなってダイエットを諦めてしまう人も少なくありません。

まずは現体重の五パーセント減を目指して、無理なく健康を手に入れましょう。

それは避けたい

インテリアを気にしない

本気でダイエットをしたいのであれば、食事の内容だけでなく食事をする空間、ダイニングルームにも気を使うべきでしょう。食欲を刺激するものは味覚だけではありません。嗅覚（匂い）や触覚（食感）、そして視覚も重要です。

街の飲食店の看板を見てください。赤やオレンジを使った店が多いとは思いませんか？赤やオレンジ、黄色など暖色系の色には、食欲を刺激する効果があると考えられているのです。

ですから、本気でダイエットを考えているのであれば、ダイニングに暖色系のものは置かないようにするべきでしょう。たとえ食事の量を減らしたとしても、テーブルクロスが暖色系だったら、食欲を刺激されて、ついおかわりをしてしまうかもしれません。

ダイエットに最適な空間の作り方

寒色系の色には食欲を落ち着かせる効果があります。食事をする空間のインテリアは青や紫、黒など寒色系のものを揃えるようにしましょう。

食器選びにも気をつけたいところ。皿は青系で、無地よりも絵柄が描いてあるものがいいでしょう。料理がたくさん盛り付けてあるように見えるため、視覚的な満足感を得られやすいのです。

部屋の照明も寒色系の光を放つ蛍光灯を選びましょう。料理の色をくすませることで食欲を抑えられます。また、家具や照明の変更にプラスして、ダイエットに有利な「太りにくい環境」作りを徹底するようにしましょう。

寝室のベッドやリビングのソファーの周囲に、ものをごちゃごちゃと置いてはいませんか？　動かなくて済む環境は便利かもしれませんが、動かないということはカロリーを消費しないということです。整理整頓をしておけば、何かものが必要になったときに立ち上がる習慣が生まれます。

ダイエットに最適な空間

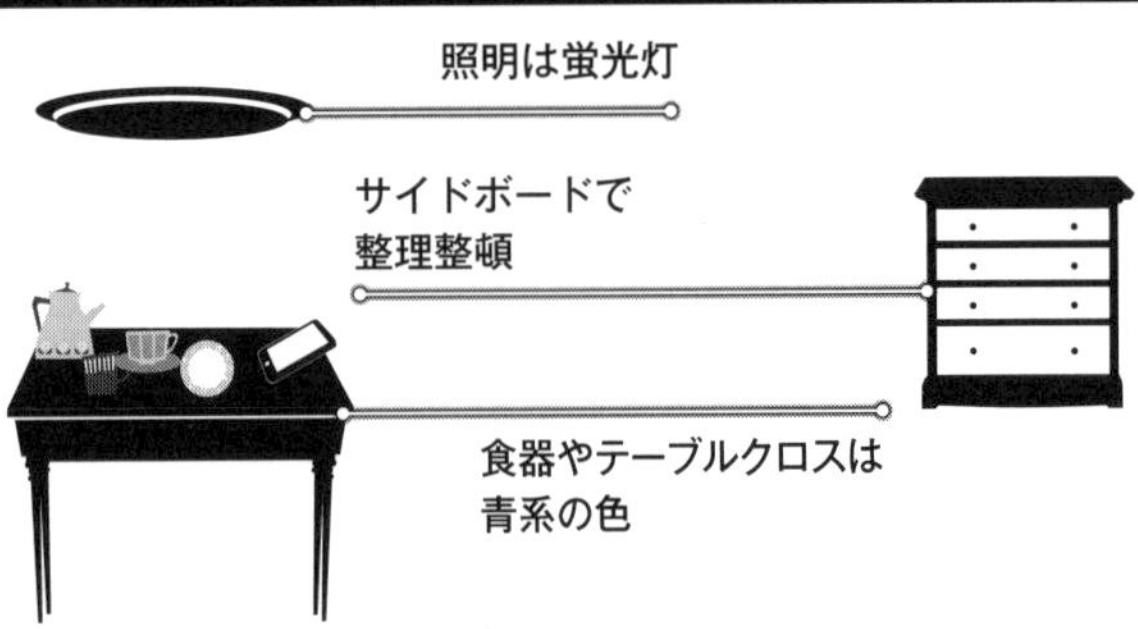

それは避けたい

ダイエットを毎日続ける

ダイエット中は毎日厳しい食事制限をして、カロリーが高めのものはとにかく我慢しなくてはいけない……といった考えは捨て去ってしまいましょう。

ダイエットのために毎日ハードな習慣を続けると、ダイエットに挫折する可能性が高いだけでなく、余計に痩せにくくなってしまうこともあるのです。

イギリスの研究機関がダイエット方法の比較を行いました。「一日の摂取カロリーを千五百キロカロリー未満」と「一週間のうち二日だけ炭水化物を摂らず、一日の摂取カロリーを千六百五十キロカロリー未満」にするダイエット、総摂取カロリーでは前者のほうが少ないはずですが、体重の減少量では後者が勝ったのです。

毎日の摂取カロリーを抑えた場合は平均二・三キログラムの減量だったのに対し、一週間のうち二日だけ食事制限をする方法では、平均四・一キログラムの減量でした。

摂取カロリーが減ると、脳は自分が「飢餓状態」にあると認識します。すると体の防衛本能が働き、栄養分をできるだけ体に蓄えて飢餓状態から脱出しようとするのです。毎日カロリー制限をするよりも、週二回の炭水化物制限をおすすめします。

運動も毎日続けない方がいい

運動に関しても、「毎日ジョギングする」「毎日エアロバイクをこぐ」など、毎日同じメニューで運動を行うのはダイエット向きではありません。体が一つの運動に慣れてきてしまい、カロリーの消費量が減るのです。アスリートの場合はこの慣れが記録更新につながるのですが、ダイエットのためには逆効果です。

たとえば有酸素運動一つを取っても、ウォーキングや自転車、水泳などさまざまな種類があります。同じ運動は数日の間隔を空けて行う、その間は別の運動を取り入れる、運動の負荷や強度を変えるなどしてマンネリ化を防ぎましょう。

中には「慣れる暇なんてないくらい、毎日しっかり運動している」という人もいるかもしれません。その場合は、オーバーワークになっている危険性もあります。

運動量が過剰だと、なかなか疲労が取れません。食欲がなくなる、ホルモンの分泌バランスが崩れるなど、さまざまな問題が起こります。そしてオーバーワークによって体重が落ちたとしても、それは脂肪ではなく筋肉量が減っているという可能性が大。基礎代謝が減り、ダイエットをやめた途端リバウンドしてしまう恐れがあります。

それは避けたい

牛乳の代わりに豆乳を使う

最新の方法として時折、「特定の食品を別のもので代用するダイエット」が紹介されます。その中にはもちろん、体重を減らす効果のある方法もあるでしょう。しかしそれが健康的な方法とは言い切れないかもしれません。

たとえば、カロリーが高く動物性の食品である牛乳の代用品として、カロリーが低く植物性の食品である豆乳を使うというダイエット法があります。たしかに、カロリーだけに目を向ければ牛乳よりも豆乳の方が低いでしょう。しかしそれ以外の栄養素を比較してみると、牛乳には豆乳にはないメリットがあるのです。

牛乳は非常に栄養バランスの優れた食品です。そして注目すべきは豆乳の十倍も含まれているカルシウム。健康維持のために必須の栄養素であるカルシウムは、ダイエットにも役立つことがわかっています。

肝臓から分泌される胆汁は、食品に含まれている脂肪を吸収するために働きます。カルシウムには胆汁に含まれている胆汁酸と結合し、脂肪の吸収を防ぐ効果があるのです。

また、「ご飯の代わりにキャベツを食べる」というような代用ダイエットもありますが、エネルギーが足りなくなるためおすすめできません。米に代表される炭水化物は脂肪になりやすい栄養素ですが、脳や体を活発に動かすエネルギー源としては優秀なのです。

ご飯の代用としては食物繊維が豊富なグラノーラも人気ですが、「ご飯よりヘルシー」と言えるかどうかは人それぞれ。砂糖やフルーツが含まれているものは必然的にカロリーが高くなります。

食生活の偏りはリバウンドの原因になる

「リンゴしか食べない」など、特定のものばかりを食べるダイエット方法も避けた方が無難です。特定の食品ばかり食べると栄養のバランスが悪くなり、栄養失調を引き起こしてしまいます。また、偏った食生活は「飽き」を招いてしまうでしょう。

栄養失調の状態でダイエットをやめたとき、体は飢餓状態（一四九ページ）に陥っています。そこで普段通りの食生活に戻してしまうと、体は糖や脂質を体に溜め込み、細胞に蓄えようとします。ダイエットでリバウンドが起こるのは、飢餓状態になってしまったからというケースは少なくないのです。

体にいい食品を、節度を守って摂ること。それが健康的なダイエットの近道です。

それは避けたい

居酒屋はダイエットの敵だと思い込む

仕事のクライアントや上司、同僚との付き合いなど、社会人にはどうしても外せないお酒の席が多々あります。春は送別会や歓迎会、冬は忘年会に新年会など、ダイエットしたくてもできないとお悩みの人は多いでしょう。

お酒や居酒屋のメニューはダイエットの天敵……と思われがちですが、決してそんなことはありません。居酒屋のメニューは選び方次第で、ダイエットに適したヘルシーな食事になるのです。一般的な定食屋などよりも、ご飯(炭水化物)を食べない分、むしろダイエットには向いているといえます。

居酒屋で供される料理メニューは、唐揚げやフライドポテトのような脂っこいものだけではありません。刺し身や焼き魚など魚料理も定番ですし、サラダのバリエーションが豊富な店も少なくありません。また、豆腐や枝豆など、大豆類はタンパク質が豊富で低カロリーです。また、「重めの料理も食べたい」という場合は、最初にサラダや大豆食品を食べてお

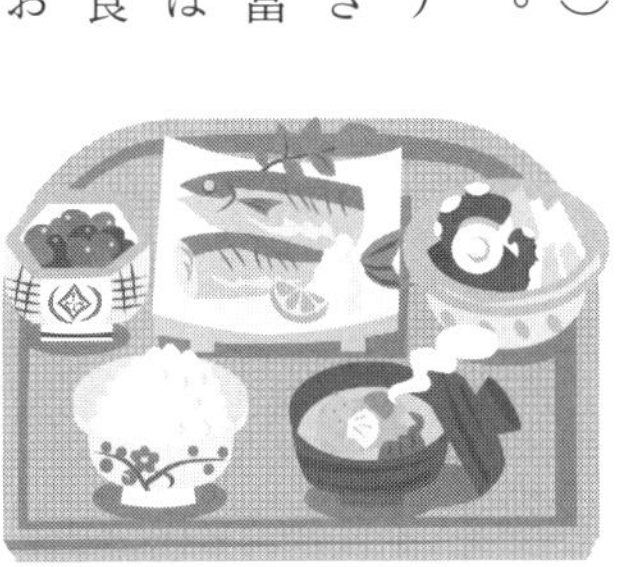

くといいでしょう。急激な糖質の吸収を抑えられ、血糖値の急激な上昇を抑制します。もちろん、可能な限り、カロリーの高い料理は避けたほうがよいでしょう。

ダイエットにいいお酒の選び方

中には「お酒を飲む分ご飯を食べる量を減らしているから大丈夫!」などと考えている人もいるかもしれませんが、それは誤解です。たとえ甘いカクテルなどでなくても、それなりにカロリーが高いお酒は多いといえます。

たとえば、日本酒やビールは穀物を原料とした醸造酒です。穀物には糖質以外にさまざまなビタミンやミネラルを含んでいますが、そこから醸造されたアルコールは糖質以外の栄養素が非常に少なく、ダイエットには不適格な飲み物です。

選ぶのであれば、焼酎やウイスキー、ブランデーなどの蒸留酒がおすすめです。グラス一杯のカロリーが醸造酒と比較して低めだからです。

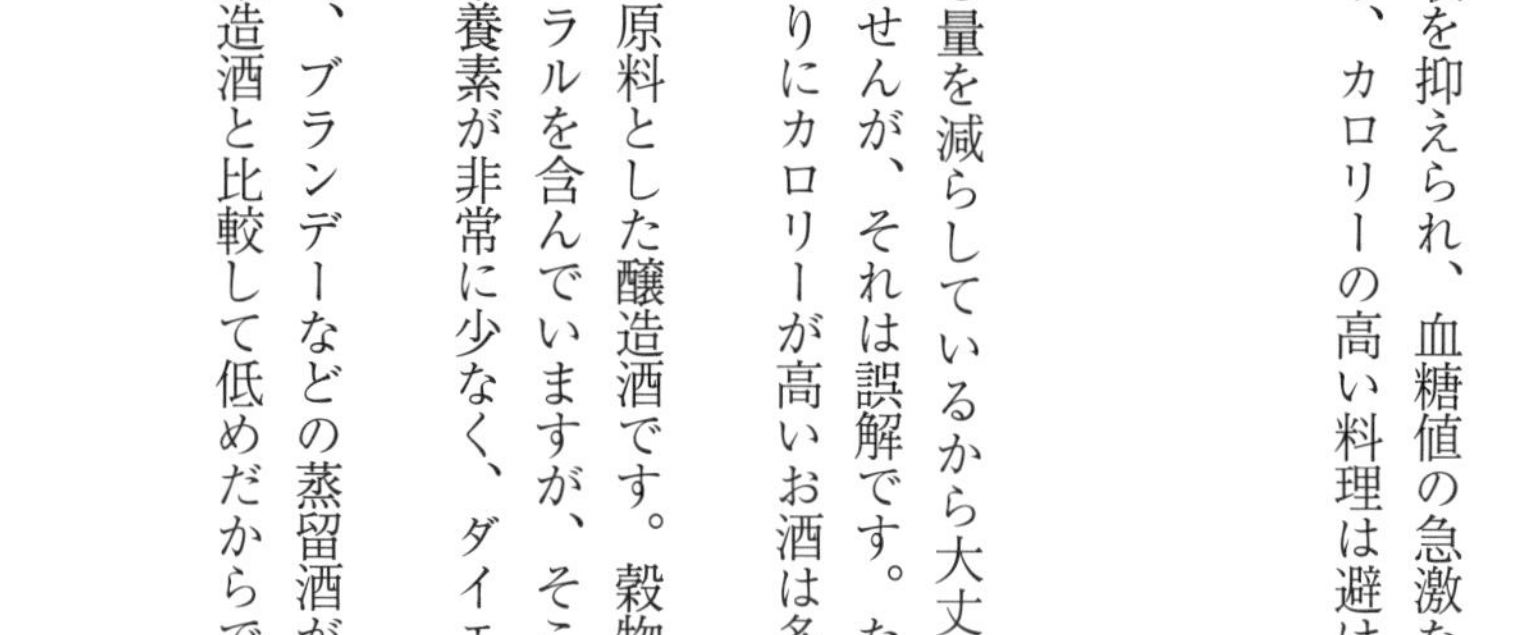

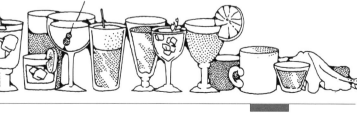

また、赤ワインは醸造酒ですが、カロリーが低めな上、健康成分として知られるポリフェノールが豊富に含まれています。

もちろん、どのお酒も飲み過ぎてしまえば肥満の原因になってしまいます。体のことを考えて、グラス一、二杯くらいに留めておきましょう。

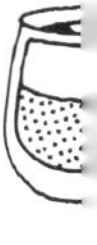

それは避けたい

腹筋運動でお腹を凹ませる

お腹周りに脂肪が溜まってぽっこりしていると、かっこ悪いばかりでなくさまざまな弊害を招きます。このぽっこり部分の正体は多くの場合、内臓の周囲についた腹腔内に溜まった内臓脂肪です。これらは生活習慣病である糖尿病や動脈硬化を引き起こす原因になりやすい、とてもやっかいな存在です。

このぽっこりお腹を解消するため、日々努力を重ねている方も少なくないでしょう。でも、トレーニングメニューが腹筋運動メインだった場合は、努力の方向性が誤っているかもしれません。

たとえば手を後頭部に当てて上体を起こすオーソドックスな腹筋は、腹直筋などのアウターマッスルを鍛えることは可能です。しかし、それでは腹腔内の脂肪を効果的に落とすことはできません。

お腹を凹ませる本当に効果的な手段とは

運動で内臓脂肪を減らしたければ、腹部の筋肉量を増やすだけでなく、有酸素運動で脂肪を燃焼させることが重要です。屋外ではウォーキング、屋内では踏み台昇降が手軽でおすすめです。

「有酸素運動は、最低でも二十分以上続けないと意味がない」という説を耳にしますが、そのような事実はありません。二十分以内の運動であっても、脂肪は燃焼されます。

一般的に二十分といわれる根拠は「エネルギー代謝において脂肪が糖分を上回るまでに必要な時間」が二十分だからでしょう。

運動時、人の体は主に糖質と脂質をエネルギーとして消費します。その消費比率は、運動開始直後は糖質が約六割、脂質は約四割です。それが運動開始後から二十分後にほぼ同等の割合となり、その後は徐々に脂質が消費される割合が増えていくといわれています。

運動時間が二十分に満たない場合も、有酸素運動は脂肪を燃焼させてくれます。

Part 2

今話題の健康常識
危ない食べ合わせ

［地獄の食べ合わせ編］
［天国の食べ合わせ編］

危ない食べ合わせ【地獄の食べ合わせ編】

みなさんは、食べ合わせというと何を思い浮かべますか？

「うなぎと梅干し」「スイカとてんぷら」などは、悪い食べ合わせ代表のようなものとして、聞いたことのある方が多いのではないでしょうか。

これらは当時「合食禁」と呼ばれ、中国から伝えられてきた「陰陽五行説」が発祥だと言われています。

日本では江戸時代の儒学者である貝原益軒が、健康な生活を送るために「養生訓」として書き記したもの、同じく江戸時代に「皇和魚譜」といった魚類図鑑などで悪い食べ合わせを紹介したものが今でも伝えられています。

でも、その多くは科学的な根拠に乏しいもので、現代でも誤った常識として信じられているものも少なくありません。たとえば「うなぎと梅干し」はどちらも疲労回復効果があり、組み合わせがいいものなのです。

この章では、現代の科学によって解明された「知られざる危ない！　地獄の食べ合わせ」と「おすすめ！　天国の食べ合わせ」を紹介しています。

これまで、悪いとされてきた食べ合わせが実は健康のためにいい食べ合わせであったり、食卓でよく見かけるメニューが、実は、体に害を及ぼす可能性が高い食べ合わせであったり。

読んで誰かに伝えたくなるものばかりです。

危ない！地獄の食べ合わせ

トマト＋キュウリ

えっ、この組み合わせが悪いの！　と思われる人も多いのではないでしょうか？

サラダといえば、ほぼ間違いないといっていいくらいこの組み合わせを目にすることが多いと思います。でも、サラダやサンドイッチの定番の組み合わせといえるトマトとキュウリは、地獄の組み合わせになる可能性がとても高いのです。

キュウリにはアスコルビナーゼという酵素が含まれており、この酵素がトマトに豊富に含まれているビタミンCを破壊してしまう作用があるのです。

このアスコルビナーゼはキュウリ以外にも、カボチャ、キャベツ、カリフラワー、春菊などにも含まれており、それぞれが、ビタミンCを豊富に含む食材との相性が悪いというのですから、これは大変なこと。

では、どうすればいいのかというと、それが意外に簡単にできる方法があります。

アスコルビナーゼは、熱や酢に弱いという性質を持っています。つまり、サラダにする場合は、酢の効いたドレッシングやマヨネーズなどを使う。また、中華料理のように、キュウリを炒め物に使ったりするなど、熱を加えればいいのです。

現代ではトマトやキュウリは一年中手に入りますが、本来は夏に旬を迎える夏野菜。体を冷やす効能があるので、体を冷やしたくない人は十分注意が必要です。

危ない！地獄の食べ合わせ

レモン＋紅茶

紅茶にレモンスライス、レモンティーというメニューがあるくらいですから、これが地獄の食べ合わせと言われてもちょっと……。という人も多いでしょうが、この組み合わせは発がんの恐れの可能性がある危ない食べ合わせです。

レモンティーには、紅茶の中に輪切りのレモンが入ることがよくあります。もし、そのレモンが輸入レモンであった場合は、防カビ剤のＯＰＰ（オルトフェニルフェノール）が使われている可能性が高いので注意が必要。使用されていた場合、紅茶に含まれるカフェインと交わることで発がん性物質を生じる危険がある地獄の食べ合わせです。

この防カビ剤ＯＰＰは食品添加物として扱われており、主に輸入される柑橘類などのカビの発生や腐敗を防ぐために皮に直接塗布される薬剤です。非常に毒性が強く、カフェインとの交わりがなくとも、長く摂取を続けることで肝臓障害、体内で発がん性物質に変化する可能性が高いと認められ、厚生労働省から「表示指定成分」に指定されています。

もともと日本でも農薬として使用されていたことがありましたが、一九六九年より、この農薬の使用を禁止しています。ですから、国産レモンを使用することで、この危険は回避できるでしょう。

ただし、国産使用と明記されていないレストランやカフェなどで使用されるレモンはもとより、オレンジ、グレープフルーツなどでも収穫後、選果工程でＯＰＰが使用された可能性が高い輸入商品であれば注意が必要です。

この防カビ剤は、水で洗ったくらいでは簡単に落ちません。また、皮を厚くむく方法でも、ＯＰＰが果肉に浸透している可能性があります。できれば、食べることを控えたほうがいいでしょう。

危ない！地獄の食べ合わせ

サンマ＋漬物

最近、漁獲高が減ってしまい、東京の目黒で毎年行われる「さんま祭り」も開催が遅れる、危ぶまれるなどのニュースがありましたね。秋の風物詩であるサンマの魅力は、落語にあるお殿様でなくても大好物な人も多いのではないでしょうか。

そんなサンマですが、定食など、定番ともいえるこの食べ合わせ、これが地獄の食べ合わせといっても過言ではなさそうです。

ずばり！　サンマと漬物の食べ合わせは、発がん性物質が体内で生成されてしまう恐れがあります。なぜならば、サンマは焼いたりするなど熱を加えるとジメチルアミンというアミン類が生じます。そして、漬物の多くに含まれている亜硝酸ナトリウムとジメチルアミンが胃の中で化学変化を起こし、発がん性物質であるとされる「ニトロソアミン」が生成されてしまう可能性が大だからです。

この亜硝酸ナトリウムは、野菜に含まれている硝酸ナトリウムが発酵菌などの微生物の働きによって変化するもの。漬物以外にも、食品添加物としてハムなどの肉加工品にも使用されることがあるので注意が必要です。この恐ろしい食べ合わせの弊害をなくすためには、サンマにすだちやレモンを絞って食べることをおすすめします。ニトロソアミンは、すだちやレモンなどに含まれるビタミンCによって生成の反応が抑制されます。

先人の知恵とはやはりたいしたもので、そもそもサンマには、よく、すだちやレモンが添えてあります。無視せずにしっかり絞って食べれば、漬物も恐くないというわけです。ちなみに、ジメチルアミンは、サンマを焼いたり、熱を加えることで生じますので、お刺身などで食べる場合は心配はありません。

また、焼いたサンマだけでなく、焼いた肉類からも「ジメチルアミン」が生じてしまうことがわかっています。残念なことに、焼肉定食も注意が必要です。食べる際は、レモンを絞っていただくようにしてください。

焼肉のつけダレにレモン汁があるのは、美味しさだけでなく健康面においても効果的だった、というわけですね。

しらす＋大根おろし

みなさんは、大根おろしを食べるときに、しらす干しを大根おろしの上に乗せて、ちょっぴりお醤油を垂らし、熱々の白米の上に乗せて食べたことはありませんか？

いかにも美味しそうな、この日本人ならではの食べ方、味としては相性抜群ですが、実はこの組み合わせには注意が必要です。

しらすには、人の体の成長に大きく関わり、細胞を修復する、肝機能を強化する、また、集中力を高めるなどの働きがあるリジンを多く含んでいます。

このリジンは、私たちの体内では合成できないタンパク質である必須アミノ酸のひとつ。普段、食べ物から積極的に摂取しなくてはならない栄養素です。

リジンは、しらすのほか、ブリやサバなどの魚介類、かつお節や湯葉にも多く含まれています。いずれも、大根おろしと一緒に食卓に並ぶケースが多い食材ですね。

ただし、このリジン、大根に含まれるリジンインヒビターという成分によって、一緒に摂ることでその消化吸収を妨げられてしまう恐れがあります。

ですから、リジンを多く含む食品と生の大根を一緒に食べるのは、せっかくのリジンの吸収を邪魔してしまうので、もったいない食べ合わせといえるでしょう。

大根に熱を通せば地獄から天国に！

大根とリジンが豊富な食材の食べ合わせでも「ブリ大根」のように大根に火が通っているものであれば、ほとんど問題はありません。

大根に含まれるリジンインヒビターは、加熱調理の過程では、変性、または不活性化になるため、リジンの消化吸収を妨げる働きはほとんどなくなります。

つまり、一度加熱した大根を利用すれば、リジンの消化吸収を阻害する力を抑えることができるわけです。

また、生の大根にはリジンインヒビターによるリジンの消化吸収阻害以外にも、注意したいポイントがあります。

それは、大根に含まれている辛味成分、「ジアスターゼ」です。

この成分は、でんぷん質を分解する作用があり、適量であれば消化吸収を助ける働きをするのですが、刺激物の一種であるため、腹痛や消化不良の原因になってしまうことがあります。

胃腸が弱い人は、生よりも火を通した大根をおすすめします。ちなみに、大根は火を通した方が甘くなるというのは、このジアスターゼが熱によって失われるからです。

危ない!地獄の食べ合わせ

ネギ+ワカメ

古くから「味噌は医者いらず」という言葉があります。とくに、日本の伝統食でもある味噌汁は、がんや生活習慣病の予防、血圧低下や美白作用があるという研究も多く発表されている素晴らしい料理です。

ただ、注意したいのは具材。シンプルながら見た目にも美味しそうな定番具材のネギとワカメは絶対に避けて欲しいのです。こちらは、味覚面でも栄養面でも最悪の組み合わせといえます。

まず、味覚面。ワカメとネギのヌルヌルとした成分が結合すると、味覚を感じる舌の細胞の表面を粘膜物が覆ってしまいます。結果、味覚を鈍化する可能性が高くなってしまうのです。その後に食べるものを美味しく感じにくくなってしまうかもしれません……。

次は、栄養面です。ワカメは、日本人に一番足りていないミネラルと言われているカルシウムが豊富に含まれている食材です。

でも、ネギと一緒に食べることで、ネギに含まれる硫化アリルはワカメのカルシウムの吸収を阻害してしまう特性があります。

また、ネギには硫化アリルのほか、リンも含まれます。リンはカルシウムと結合して骨を作る重要なミネラルです。さらもエネルギー代謝には欠かせない重要な役割も持っており、リンが不足すると筋力低下や脱力感などの症状が出てしまいます。

しかしリンは加工食品などにも多く含まれており、現代人はリンが不足する心配よりも、摂り過ぎてしまうほうが問題視されています。

リンを過剰摂取すると、カルシウムの吸収が阻害されたり、骨自体のカルシウムが溶け出てしまうなど、骨密度や骨量が減る恐れがあるのです。

ワカメの味噌汁には、シイタケを追加!

体内のリンとカルシウムのバランスを調整するには、カルシウムの吸収を助ける青魚やしらす干しなどのビタミンDを摂ることが大切です。

ワカメの味噌汁にシイタケを加えるのもおすすめ。シイタケに含まれるビタミンDがカルシウムの吸収を助けてくれます。味わいもシイタケからでるお出汁効果で深みがアップ。美味しいですよ。

危ない！地獄の食べ合わせ
ニンジン＋野菜・果物ジュース

胃に負担をかけずビタミンやミネラルをたっぷり摂取できるスムージーは、優れた健康ドリンクです。昨今ブームになっていることもあり、習慣的に飲んでいる人も増えていると聞きます。とてもよいことですね。

ただし、野菜同士の相性によってはスムージーにしてはいけないものがあります。たとえば、ニンジン。野菜の中でも甘みが強いため、スムージーに加えている人も多いのではないでしょうか。

もちろん、ニンジン自体はβカロテンが豊富に含まれており、粘膜の乾燥を防いだり、免疫力アップやアンチエイジング効果も抜群。活性酸素を除去し、動脈硬化やがん予防にも最適な野菜です。しかし、ビタミンCを含む野菜やフルーツジュースとの相性だけは最悪なんです。

栄養素を破壊し、腸内にガス発生も？

その理由は、ニンジンに含まれるアスコルビナーゼがビタミンCを破壊してしまうことにあります。アスコルビナーゼは、組織を激しく破壊し、空気に多く触れることよって活性化する特性があります。つまり、ビタミンCが豊富な果物とニンジンを一緒にミキサーにかけると、ニンジンのアスコルビナーゼが活性化し、果物のビタミンCが著しく破壊されてしまうというわけです。アスコルビナーゼは、ニンジンの他、きゅうり、かぼちゃ、キャベツ、春菊などにも多く含まれています。これらの野菜は、それだけで食べればビタミンCは壊れませんが、他の食材と一緒にミキサーにかけてしまうとビタミンCを壊してしまいます。

他にも、根菜であるニンジンはでんぷん質が多く、果物の酸と反応して、腸内にガスを発生しやすくしてしまうことも挙げられます。健康な人ならば、おならをして解消できますが、便秘気味だったり、腸内環境が乱れていると、ガスが溜まり、お腹が張って苦しくなったり、ぽっこりお腹の原因になってしまうでしょう。

ただし、アスコルビナーゼに関しては、弱点があります。加熱したり、酢につけたり、発酵させると弱くなる特性を持っているのです。

そのためスムージーにする際は、ニンジンを加熱するか下ゆでをする、もしくはお酢を混ぜ合わせてから、ほかの具材を加えミキサーにかければ、ビタミンCの破壊を防ぐことができます。

危ない！地獄の食べ合わせ

ホテイシメジ＋アルコール

ホテイシメジは、秋になるとアカマツやカラマツなどの針葉樹や広葉樹の林に群生するキノコです。ほのかな甘い香りとシコシコとした歯ごたえは、炒め物や味噌汁の具材、鍋などに入れても美味しくいただけます。

形状がお酒を飲む「おちょこ」に似ていることから、別名を「ちょこダケ」とも言い、地域によって親しまれているキノコでもありますが、残念なことにアルコール類と一緒に食べてしまうと中毒症状を起こしてしまう危険性があるのです。

これは、ホテイシメジに含まれるコプリンという成分の作用によるもの。アルコールの分解過程で生じるアセトアルデヒドの分解を阻害してしまう働きがあるのです。

そもそも日本人は生まれつき一割程度の人がお酒を受け付けず、三割～四割がお酒に弱い体質をしているとも言われています。お酒を飲まない人にとっては、美味しいキノコのホテイシメジですが、おつまみにしてしまうと、悪酔いや二日酔いに止まらず、動悸、頭痛、発疹、呼吸困難や意識不明など、重篤な症状を引き起こす恐れもあります。

お酒に強い、弱いに関わらずアルコールをうまく分解できなくなってしまうので、くれぐれも気をつけてくださいね。人によって症状の程度は違いますが、どちらか片方を口にしたら、四日間はもう片方を食べ（飲ま）ないようにする必要があります。

似ている毒キノコにも注意

春から秋にかけて発生し、うどんやそばなどの具材として使われているヒトヨダケというキノコも、アルコールと一緒に摂ると同様の危険性があるので注意が必要です。

それからホテイシメジは、本物の毒キノコである「ドクサキノコ」にも見た目がよく似ています。ドクサキノコを食べてしまった際は、やけどのように手足が赤く腫れ、激痛を伴う症状が一ヶ月以上続いてしまいます。キノコ狩りの際は、毒キノコには十分に注意をして楽しみたいものです。

危ない！地獄の食べ合わせ

ほうれん草＋ベーコン

朝食やお弁当のおかず、レストランなどでも人気のほうれん草とベーコンのソテー。赤と緑の色味も美しいことから、ただ炒めるだけでなく、サラダにしたりパスタの具材としても重宝されており、たくさんの人気レシピも存在しています。でも、残念ながらこちらも地獄の食べ合わせなんです。

食べ合わせが悪い理由は二つ。一つ目は、ベーコンに食品添加物として使われているリン酸塩に含まれているリンは、過剰摂取するとほうれん草に豊富に含まれる鉄分やカルシウムの吸収を邪魔してしまうということ。せっかくのほうれん草の栄養を吸収できず、とても勿体無いことになってしまうのです。

リンとカルシウムを摂取する際のバランスは一対一であれば問題ないのですが、リンは添加物として使用されがちなため、現代人にとっては摂り過ぎが心配される成分です。しかし、カルシウムを補うため、牛乳と一緒に食べればこの悪影響は軽減できます。

二つ目の問題点は、発がん性物質の生成です。まず、ベーコンの発色剤として使われる亜硝酸ナトリウムと、ほうれん草の硝酸は、いずれも体内で亜硝酸に変わります。そして、ベーコンのタンパク質が分解され生じるアミンと硝酸が反応すると、体内で発がん性のあるニトロソアミンを生成してしまうのです。

ビタミンCをたっぷり・調理方法に工夫を！

ただし、ビタミンCをたっぷりと補うことで、亜硝酸を酸化窒素に変化させることができます。つまり、ニトロソアミンの発生を抑えることができるというわけです。ほうれん草とベーコンのソテーを食べる際は、レモンを絞るか、パセリを添えていただくようにしましょう！

もしくは、食後のデザートにビタミンCたっぷりのフルーツを食べるのもおすすめ。食事中に、フレッシュでビタミンCが豊富なフルーツジュースを取るのもいいですね。

他にも予防方法があります。ちょっと面倒くさいですが、調理前にほうれん草とベーコンをさっと茹でるようにしてください。そうすることで、硝酸と添加物の量を軽減させることができるのです。

ちなみに、ベーコンを茹でた時に、湯が赤くなるのは着色料によるもの。調理後の色味は悪くなってしまいますが、健康にはとてもよくなるのでぜひ行ってみてくださいね。

【天国の食べ合わせ編】

この章では、一緒に食べ合わせることで天国とも言える相乗効果を発揮する食べ合わせをご紹介します。

たとえば「りんごとステーキ」はおすすめしたい天国の食べ合わせです。昨今の肉ブームにより、日常生活でステーキを頻繁に食べる人が増えましたね。タンパク質が豊富なお肉は、確かに体によいのですが、ステーキとして使われるサーロインは、生活習慣病や肥満リスクを高める飽和脂肪酸が多く含まれています。

そこで、ステーキの後はデザートに皮付きリンゴを食べて欲しいのです。リンゴに含まれるペクチンは血糖値の上昇を抑え、腸内環境を改善、デトックス効果を促してくれる健康成分です。脂たっぷりのステーキを健康的にいただくことができるというわけです。

皆さんも体によい食べ合わせを知って、健康長寿を叶える元気な体を手に入れてください。食材のよい面の栄養素を最大に引き出して、体も見た目も若返りましょう！

おすすめ天国の食べ合わせ

鶏肉＋レモン

子供から大人まで、大人気のメニューといえば鶏の唐揚げですよね。お店で注文すると必ずと言っていいほどレモンが添えられています。

こちらのレモン、若い人たちの間では絞る派と絞らない派に分かれて討論になっている、なんて話もよく聞きますが、私としては、きちんと絞ることをおすすめしたいと思います。

実は、鶏肉とレモンはとっても相性のよい天国の組み合わせなんですよ。鶏肉を使って作る美味しい唐揚げは、油で揚げて作ることから、年齢を重ねると胃もたれを感じたり、血圧が高い人は、コレステロールが気になる料理です。

でも、しっかりとレモンを絞ることで、レモンに含まれるクエン酸が、唾液や胃液の分泌を促進。唐揚げの消化を助けてくれるのです。

さらに、ビタミンCがコレステロールを下げてくれる効果も期待できます。唐揚げに添えられたレモンは単なる飾りではありません。

ミネラルの吸収も助けるレモンパワー

そもそも鶏肉は、胸肉やササミ肉などを筆頭として、低カロリー、高タンパク質の食材としてダイエット中や筋肉をつけたい人におすすめしたい食材でもあります。タンパク質だけでなく、カルシウムや鉄分、亜鉛などミネラルもたっぷり含まれている優秀な食材なんです。鉄分は血液のヘモグロビンを増やす働きがあり、女性に多い貧血や、疲れやすい人にも適した食材と言えるでしょう。ただ、カルシウムは吸収されにくいという特性があります。そのため、たくさん摂取しても、体の中を通過するだけになってしまう恐れがあるのです。

それをガードするのが、レモンに含まれるクエン酸パワー。クエン酸はカニのハサミのような形をしており、それがカルシウムを挟み込み、体内に吸収しやすい状態へ変化させてくれます。この働きはクエン酸の「キレート作用」と呼ばれているもの。鶏肉を食べるときはレモンのキレート作用を大いに活用すれば、最強の骨粗しょう症予防メニューになるでしょう。

鶏肉とレモンを使った料理としては、サラダの上に蒸し鶏を乗せ、レモンを使ったドレッシングをかけて簡単ヘルシーにいただくのもよし、いつもの照り焼きを焼く際に、レモンの汁やスライスレモンを入れるのも、さっぱり美味しくいただけるのでおすすめです。加齢によって失われがちなカルシウムやミネラルは鶏肉からしっかりと吸収してくださいね。

おすすめ天国の食べ合わせ

レモン＋蜂蜜

寒い冬の日や風邪気味の時は、湯に蜂蜜を溶かして、スライスレモンを入れてホッと温まる。暑い夏の日やスポーツで汗を流したあとは、キリッと冷やした炭酸水に、たっぷりのレモン果汁を溶かしてスッキリ！　レモンの酸味を蜂蜜が和らげ、飲みやすくしてくれることから蜂蜜とレモンを使ったドリンクは年間を通して、とても人気があります。

この二つの組み合わせは美味しいだけでなく、栄養的にも優れている天国の食べ合わせといえます。

まず、蜂蜜の主成分であるブドウ糖や果糖は、すぐに体内に吸収されてエネルギーとなるため疲労回復に即効性があります。そして、レモンに含まれるクエン酸は体内でのエネルギー代謝を活性化させ、スタミナの消耗を軽減する働きがあります。

風邪気味の時やスポーツ後に、蜂蜜とレモンを合わせたドリンクを飲むことは、美味しさだけでなく栄養的にとても理にかなっていた組み合わせと言うわけです。肉体が疲労したときだけでなく、頭がぼーっとしていたり、集中力が切れてしまった時にも、蜂蜜とレモンをお水に溶かして飲んでみてください。たちまち頭がシャキッとして、作業効率もアップします。レモンに含まれるクエン酸は脳に覚醒作用をもたらし、香りは記憶力や集中力を高めるとも言われているからです。そして、蜂蜜に含まれるアミノ酸の一種、トリプトファンは脳に幸福感を与えてくれるセロトニンを分泌する材料になります。仕事や勉強でストレスが溜まり、頭が疲れてしまった時には、心と体を蜂蜜レモンでリフレッシュさせてあげましょう。

ダイエット・抜け毛予防・便秘解消効果もある！

蜂蜜レモンドリンクは、ダイエット中もおすすめです。というのも、レモンに含まれるペクチンは、食欲抑制効果があるため。蜂蜜は、砂糖に比べて低カロリーでありながら、甘みを感じる強さは白砂糖の一・三倍とも言われており、少量でも満足感を得られます。少し小腹が空いたな、という時にも蜂蜜レモンで美味しく満たされてください。

たとえばダイエット中などは便秘や肌荒れにもなりがちです。そんな時にもこの蜂蜜は救世主となってくれるでしょう。

蜂蜜に含まれるグルコン酸は、腸内の善玉菌を増やし、腸内環境を整えてくれる働きがあります。

またレモンに含まれるペクチンは、硬くなった便を柔らかくする作用があります。このダブル効果は、腸を刺激し、便秘解消に導いてくれるでしょう。蜂蜜はさまざまな酵素やビタミンB、若返りのポリフェノールも豊富です。ビタミンCたっぷりのレモンと一緒に飲めば、肌荒れの改善にも効果を発揮します。

ちなみに「薄毛には蜂蜜がよい」と言う研究結果が発表されています。

蜂蜜に豊富に含まれる亜鉛が抜け毛を防ぎ、健康的な髪の毛を育ててくれるというのです。レモンと一緒に摂ることでクエン酸とビタミンCが、亜鉛の吸収を高めることもわかっています。

蜂蜜レモンは、ダイエットや肌荒れに悩む女性だけでなく、薄毛に悩む男性にもおすすめのドリンクというわけです。

おすすめ天国の食べ合わせ

イワシ＋アーモンド

コンビニで手軽に買うことができるおつまみ「イワシとアーモンド」。骨まで食べられる小魚とカットされたアーモンドはカリカリと食べ応えもあるので、ちょっと小腹が空いた時にも最適です。実は、この二つの食材は、栄養面でも天国レベルの組み合わせと言えます。

イワシには、不飽和脂肪酸であるＥＰＡ（エイコサペンタエン酸）、ＤＨＡ（ドコサヘキサエン酸）、オレイン酸、パルミチン酸が豊富に含まれています。青魚であるイワシのＥＰＡの含有量は食材の中でトップクラス。頭の働きをよくし、記憶力アップや認知症予防にも効果が期待できます。カルシウムも豊富なので、イライラする気持ちを落ち着かせてくれたり、集中力低下にも効果的。一方のアーモンドも同様にオレイン酸やリノール酸、食物繊維やミネラルがたっぷり含まれています。とくに、食材の中でトップの含有量を誇るビタミンＥは、強い抗酸化作用があり、体内の脂質の酸化を防ぐ効果も期待できます。アンチエイジングや生活習慣病の予防に重要な働きをしてくれるでしょう。

これら二つの優秀な食材に共通して含まれる不飽和脂肪酸は、悪玉コレステロールを減らし、高脂血症や動脈硬化、血栓予防にも効果があるとされている栄養素。中でもEPAは、血管を拡張し、血栓を溶かす働きを持っており、脳梗塞や心筋梗塞などの病気予防にもなるとされています。どちらも、健康長寿に欠かせないとても体に良い食材というわけなんです。一緒に食べることで、よりたくさんの栄養素を摂ることができるでしょう。

さらに、イワシとアーモンドには、ビタミンB群も豊富に含まれています。ビタミンBは、疲労を回復させ、スタミナアップ効果も高い栄養素。「体がお疲れ気味」の時にも効果抜群のよい組み合わせですよ。

二日酔い防止やダイエットにも

そして、このコンビの作用として見逃せないのがアルコール分解作用です。ビタミンB群は糖質をエネルギーに変える役割があるため、アルコールの糖質分解にも一役買ってくれるというわけです。イワシとアーモンドをつまみにお酒を飲めば、翌日の二日酔いや悪酔い防止にもなるかもしれません。お酒好きな人には嬉しい作用ですが、飲み過ぎにはくれぐれもお気をつけくださいね。

また、糖質をエネルギーに変える効果は、ダイエットの手助けもしてくれます。摂取した糖質など脂肪の原因となる栄養素をどんどんエネルギーに変え、分解して使い切ってくれるのです。イワシとアーモンドは、ダイエット中にも欠かせないコンビと言えるでしょう。

おすすめ天国の食べ合わせ

コーヒー＋ミックスナッツ

「食後にコーヒーは欠かせない」なんて人は多いですよね。実はコーヒーには脂肪を燃焼する効果があるのをご存知でしょうか。二四ページで解説したようにコーヒーは口臭の原因になるなど注意も必要ですが、飲み方によってはダイエット効果を高められます。

その秘密は、コーヒーに含まれるカフェインと、ポリフェノールの一種であるクロロゲン酸にあります。これら二つは、交感神経の働きを高めて基礎代謝をあげ、内臓や筋肉を活発に働かせるスイッチを入れる効果があるんです。ダイエットのためには、脂肪をどんどん燃やす必要がありますが、カフェインとクロロゲン酸は脂肪分解酵素リパーゼの働きを活性化させ、脂肪の分解を進めることもできます。運動の前にコーヒーを飲むことで、ダイエットの効率がアップする、というわけですね。

ナッツと食べることで脂肪燃焼効果がアップ！

そして、このカフェインとクロロゲン酸は、ナッツに含まれるアルギニンという成分と一緒に食べることで、よりその効能を高めることもわかっています。コーヒーのお供にナッツを食べるだけで、ダイエット効果がさらに上がるというわけです。

ミックスナッツは、アルギニンの他にも、ミネラルなどさまざまな栄養素が豊富に含まれています。血糖値を安定させたり、デトックス効果によるむくみ解消、疲労回復効果も期待できる優秀食材です。「ナッツをよく食べる人ほど痩せている」という研究も複数報告されているほどなんですよ。ナッツに含まれる良質の脂肪酸と食物繊維は、少量で満腹感を与えてくれます。食欲を抑える働きもありますよ。食べるときは無塩の素焼きを選ぶようにしてくださいね。

ちなみに、コーヒーに含まれるカフェインとクロロゲン酸が体内に吸収され、脂肪を燃やす働きがピークに達するのは食べて三十分後。つまり、コーヒーとミックスナッツを食べた三十分後に運動するのがベストというわけです。また、一五六ページで解説したように、二十分以上の運動をすると筋肉がエネルギーとして脂肪をより多く使うようになります。連続でなくても、一日に合計して二十分以上運動すると、効率よく脂肪を燃やせます。

おすすめ天国の食べ合わせ

トマト＋オリーブオイル

イタリア料理には、欠かすことができないトマトとオリーブオイル。パスタやピッツァなど、さまざまな料理に使われていますね。実は、このコンビも天国の食べ合わせと言えます。オリーブオイルは、トマトに含まれるリコピンの吸収率を格段にアップさせ、一緒に食べることでコレステロール値を下げてくれます。トマトの優れた薬効は古くから知られており、「トマトが赤くなると医者が青くなる」ということわざがあるくらいです。とくに完熟トマトには、ビタミンA、C、H、Pがたっぷり含まれています。

また、トマトに含まれる赤い色素カロチノイドの一種「リコピン」には、強い抗酸化作用があり、アンチエイジング効果や生活習慣病を予防する効能があります。その抗酸化作用はビタミンEのおよそ百倍、βカロチンの二倍とも言われています。この強い抗酸化パワーによって、老化やがんの原因となる活性酸素の発生を抑える効果が期待できます。

さらにトマトに含まれるカリウムはナトリウムを排出し、血圧を下げる効果がありま す。高血圧に悩まされる、とくに四十歳以上の人にはぜひ食べていただきたい食材です。

一方、オリーブオイルも負けてはいません。オリーブオイルに含まれるオレイン酸は、血中のコレステロール値を下げる働きをしています。オレイン酸の含有量は、オリーブオイル約七十パーセント、ごま油約四十パーセント、菜種油約六十パーセントと、各種オイルの中で、もっとも高い含有量を誇っています。酸化しにくい特徴もあることから、発がん性のある過酸化脂肪酸を作りにくいオイルとも言われています。

悪玉コレステロールを減らし、善玉を増やす効果も高い！

この天国の組み合わせ、トマトとオリーブオイルは、一緒にいただくときは加熱して食べることをおすすめします。と言うのも、リコピンは熱に強い性質があり、熱することでさらにその吸収率が上がることがわかっています。

昨今、スペインのバルセロナ大学医学部の研究チームによって、生のトマトだけを摂取するよりも、オリーブオイルで調理されたトマトソースを食べる方が、より総コレステロール値を下げる結果が報告されました。悪玉コレステロールを減らしながら、善玉コレステロールは増やすことも確認されています。つまり、トマトとオリーブオイルの同時摂取は、心筋梗塞などの心血管疾患の予防効果を得られるというわけですね。

おすすめ天国の食べ合わせ

鮭＋チーズ

「疲れが取れない」、「イライラする」これらの症状に身に覚えのある方も多いのでは？睡眠を取っても改善しない場合は、カルシウムが不足していることが考えられます。カルシウム不足の症状は更年期障害にもよく似ているため「年齢が原因だろう」と思い、放っておきがちです。カルシウム不足をそのままにしておくと、骨粗しょう症や白内障の原因に。さらに、カルシウムは脳の働きにも密接に関係しているため、物忘れがひどくなったり、アルツハイマー病や認知症など、重大な病気につながる可能性もあるのです。

元来、日本人はカルシウム不足になりやすいというデータもあるため、カルシウムを意識的に摂る必要があります。ただ、カルシウムの豊富な乳製品を摂っても、摂取量全体の約五十パーセントしか吸収できないという見解もあるほど、カルシウムは体内で消化されにくいミネラルという特徴があるんです。カルシウムの吸収率を高めるための秘訣は、ビタミンDやクエン酸、タンパク質などと一緒に摂ることです。

そこでおすすめなのが鮭とチーズの食べ合わせ。チーズは、カルシウムのほか、タンパク質も豊富に含まれ、小魚などよりもカルシウムを効率よく摂れる食品です。さらに、タンパク質が分解される際のカゼインがカルシウムの吸収率を二～三倍にアップさせてくれます。一方、鮭はカルシウム自体も豊富なほか、カルシウムの吸収を助けるビタミンDがたっぷりと含まれている食材です。そのため、この二つの食べ合わせは効率的にカルシウムが摂れる食べ合わせというわけなんですね。

カルシウムは、骨や体を作るほか、高血圧や動脈硬化、脳の老化を防ぐ働きもあります。鮭にチーズをたっぷりとのせて、オリーブオイルをひいたフライパンでシンプルに焼いても美味しいですし、グラタンの具材を鮭にすれば、たちまち北欧風に。鮭とチーズは料理のバリエーションも豊富。美味しく頂けますよ。

アスタキサンチンパワーにも注目

ちなみに、日本人に馴染み深い鮭は、スーパーフードとして、今、世界中で注目を集めている食材です。とくに、鮭のピンク色の部分の天然色素成分「アスタキサンチン」は、ビタミンCの六千倍、ビタミンEの千倍の抗酸化作用があると言われている注目の栄養素です。発がん性物質の発生や糖尿病予防、眼精疲労緩和や、シミ・シワの改善、美白効果も期待できますよ。

動脈硬化、アレルギー、美肌、便通改善チョコレートのすごい効果

チョコレートはジャンクフードと一緒に食べることで、ジャンクフードの持つマイナス面を減少させる効果があります。天国の食べ合わせ……というよりも、地獄にならないようブレーキとなる食品です。

たとえば、お湯を注ぐだけで食べられるカップ麺は、便利かつ時短もできるとランチだけでなく、夜も食べている人が多いのではないでしょうか。中には一日三食、すべてカップ麺で済ませている……なんて日がある人もいるかもしれません。

このような食生活の恐ろしいところは、体に塩分を溜め込んでしまうことにあります。塩分の高い食事は、高血圧や生活習慣病などさまざまな病気を引き起こす要因となってしまうのです。そんな時の救世主として、カカオ六十パーセント以上のダークチョコレートをおすすめします。

チョコレートの原料となるカカオは、近年スーパーフードとして注目されている食材。健康長寿に重要な働きをしてくれるんです。

COLUMN

まず、カカオに含まれるカカオポリフェノールが血管を広げる作用です。血管に炎症が発生している場合も、カカオポリフェノールが炎症部分を沈静し、血流を改善。血圧を下げてくれるのです。愛知県蒲郡市が行なった「チョコレートの機能性と健康生活」の実証実験によっても高カカオが血圧を下げることが発表されています。興味深いことに同実験では、高血圧の人ほど、血圧が下がったことも立証されました。他にも、ココアを毎日飲むと高血圧になりにくいと言うデータもあるんですよ。

次に、チョコレートに含まれるカカオポリフェノールの強い抗酸化作用は、動脈硬化の原因となる活性酸素の発生に抑制に働きかけます。この強い抗酸化作用により、アレルギー改善や肌老化の抑制、脳の認知機能も高める働きも期待できるとされています。

さらに、カカオに含まれるカカオプロテインには、整腸作用が期待できます。カカオプロテインとは、タンパク質の一種のこと。腸内細菌の餌となり、腸内フローラのバランスを改善。便のカサを増し、腸のぜん動運動を刺激。便通を改善する効果があるのです。

とは言っても、塩分の高いものの食べ過ぎやチョコレートの食べ過ぎは、カロリー過多になってしまうので、要注意。チョコレートの摂取量の目安は一日二十五グラム～三十グラムほど。塩分の高い食事には高カカオのチョコレートで、ストレスをためずに、健康長寿を目指しましょう！

お茶の水健康長寿クリニック院長
医学博士　白澤 卓二

1958年神奈川県生まれ。千葉大学医学部卒業、同大学大学院医学研究科博士課程修了、医学博士。東京都老人総合研究所老化ゲノムバイオマーカー研究チームリーダーを経て2007年より2015年まで順天堂大学大学院医学研究科加齢制御医学講座教授。ミシガン大学医学部神経学客員教授。獨協医科大学生理学特任教授。専門は寿命制御遺伝子の分子遺伝学、アルツハイマー病の分子生物学など。テレビの健康番組、雑誌、書籍などでのわかりやすい老化防止解説に定評がある。

主な著書に『老いに克つ百寿の生き方』『100歳までボケない101の方法』『100歳まで元気に生きる食べ方』『ココナッツオイルでボケずに健康!』などがある。

『医学の新常識「これはやるな！」』　白澤卓二（アントレックス）
『医者が教える 弱ったカラダが蘇る41の方法』　川嶋朗（KADOKAWA）
『ＮＨＫサイエンスＺＥＲＯ　ウイルスでがん消滅』
藤堂具紀、ＮＨＫ「サイエンスＺＥＲＯ」取材班（NHK出版）
『賢い食べ物は免疫力を上げる』　上野川修一（講談社）
『がんに効く生活―克服した医師の自分でできる「統合医療」』
ダヴィド・S.シュレベール（NHK出版）
『ここが知りたい!高血圧を下げる新常識』　島田和幸（永岡書店）
『最新!腸内細菌を味方につける30の方法』　藤田紘一郎（ワニブックス）
『七訂 食品成分表2016』　香川芳子（女子栄養大学出版部）
『白澤教授のリバウンドしないダイエット』　白澤卓二（アントレックス）
『新版　食べ合わせの天国と地獄 最新常識はこれだ！』
白澤卓二（アントレックス）
『「食べてはいけない」「食べてもいい」添加物』　渡辺雄二（大和書房）
『腸が変われば病気にならない！』　白澤卓二（アントレックス）
『腸で変わる!病気にならない、50代からの生活習慣
腸内フローラ研究の第一人者が実践する“健康”のコツ』
藤田紘一郎（世界文化社）
『腸内細菌のベストバランスが病気にならない体をつくる』
佐々木淳（ロングセラーズ）
『「腸の力」であなたは変わる:一生病気にならない、脳と体が強くなる食事法』
デイビッド パールマター、クリスティン ロバーグ（三笠書房）
『なんでもホルモン 最強の体内物質が人生を変える』伊藤裕（朝日新聞出版）
『脳内ホルモンで幸せ気分を手に入れる本』
ライフ・サイエンス研究班（河出書房新社）
『ホルモンを活かせば、一生老化しない』　根来秀行（PHP研究所）
『やせる!若返る!病気を防ぐ!腸内フローラ10の真実』
NHKスペシャル取材班（主婦と生活社）
『ヤル気が出る!最強の男性医療』　堀江重郎（文藝春秋）
『ヤル気がみなぎる男の習慣』　白澤卓二（アントレックス）
『40代からの「太らない体」のつくり方』　満尾正（三笠書房）

お茶の水健康長寿クリニック院長
医学博士　白澤 卓二

1958年神奈川県生まれ。千葉大学医学部卒業、同大学大学院医学研究科博士課程修了、医学博士。東京都老人総合研究所老化ゲノムバイオマーカー研究チームリーダーを経て2007年より2015年まで順天堂大学大学院医学研究科加齢制御医学講座教授。ミシガン大学医学部神経学客員教授。獨協医科大学生理学特任教授。専門は寿命制御遺伝子の分子遺伝学、アルツハイマー病の分子生物学など。テレビの健康番組、雑誌、書籍などでのわかりやすい老化防止解説に定評がある。
主な著書に『老いに克つ百寿の生き方』『100歳までボケない101の方法』『100歳まで元気に生きる食べ方』『ココナッツオイルでボケずに健康！』などがある。

間違《まちが》いだらけの危《あぶ》ない「生活習慣《せいかつしゅうかん》」
老化《ろうか》ストップ！　まだ間《ま》に合う！
医療最前線《いりょうさいぜんせん》　実践用決定版《じっせんようけっていばん》
2018年4月10日　第1刷発行

著　者 —— **白澤卓二《しらさわたくじ》**
発行者 —— **川端下誠 / 峰岸延也**
編集発行 — **株式会社　講談社ビーシー**
〒112-0013 東京都文京区音羽 1-2-2
電話 03-3943-6559（書籍出版部）
発売発行 — **株式会社　講談社**
〒112-8001 東京都文京区音羽 2-12-21
電話 03-5395-4415（販売）
電話 03-5395-3615（業務）
印刷所 —— **豊国印刷株式会社**
製本所 —— **牧製本印刷株式会社**

ISBN 978-4-06-220966-3